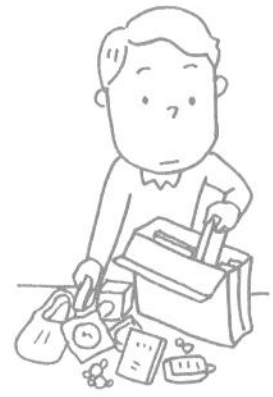

私の夫 高次脳機能障害です

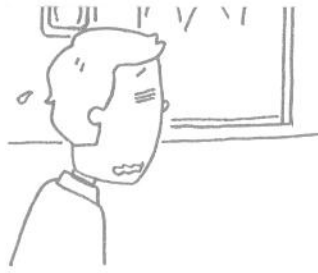

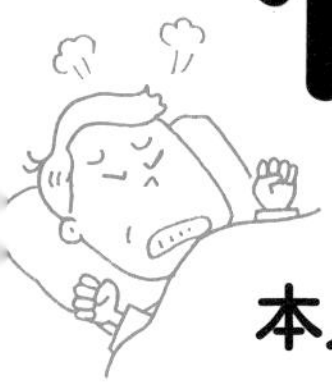

本人・家族がおだやかに暮らすための妻たちの知恵

―夫の行動研究から―

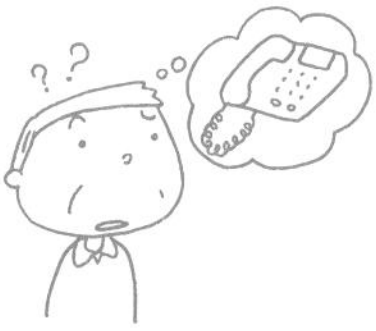

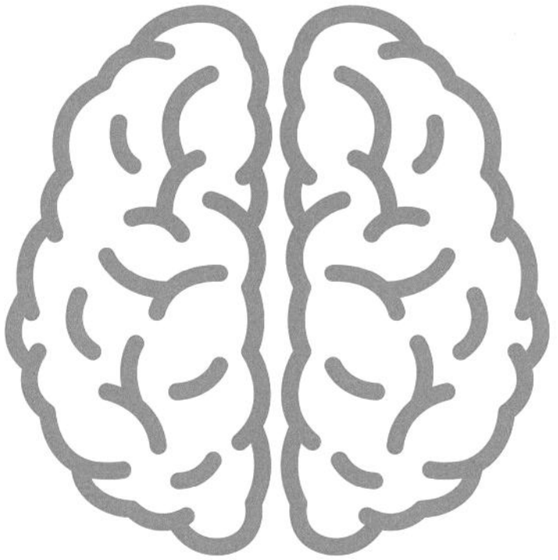

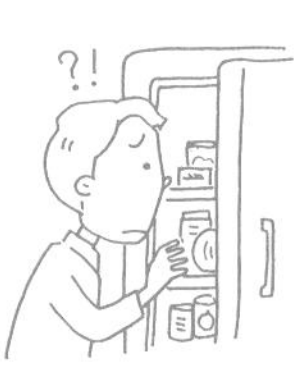

監修

奥宮暁子

札幌医科大学名誉教授

編著

藪中弘美

脳損傷友の会コロポックル副代表・
ポロミナ（妻の会）代表

ポロミナ編集部

医歯薬出版株式会社

監修

奥宮《おくみや》 暁子《あきこ》　札幌医科大学 名誉教授
三育学院大学大学院 教授

編集

薮中《やぶなか》 弘美《ひろみ》　脳損傷友の会コロポックル副代表・ポロミナ（妻の会）代表
ポロミナ編集部

執筆

奥宮 暁子　監修に同じ
尾崎《おざき》 聖《さとる》　相談室コロポックル 相談支援専門員
神島《かみしま》 滋子《しげこ》　札幌市立大学看護学部 准教授
小池《こいけ》 澄子《すみこ》　元 医仁会中村記念病院 言語聴覚士
柴本《しばもと》 礼《れい》　高次脳機能障害コウジ村 代表
原田《はらだ》 圭《けい》　元 コロポックルさっぽろ 相談支援専門員・生活支援員
薮中 弘美　編集に同じ
渡邉《わたなべ》 修《しゅう》　東京慈恵会医科大学附属第三病院
リハビリテーション科 教授

第２章 手記（事例提供）

髙橋《たかはし》 芳恵《よしえ》　脳損傷友の会コロポックル・ポロミナ
髙野《たかの》 智子《さとこ》　脳損傷友の会コロポックル・ポロミナ
中村《なかむら》 芳子《よしこ》　脳損傷友の会コロポックル・ポロミナ
薮中 弘美　脳損傷友の会コロポックル・ポロミナ

はじめに

脳損傷友の会コロポックル（以下，家族会）は，1999年2月に札幌で設立された家族会です．交通事故で脳を損傷し，後遺症をもった子どもの親たちが立ち上げました．その頃は高次脳機能障害という言葉はなく，手，足，口が動けば，脳機能が低下しようと，障害者手帳や障害年金の対象にならない時代でした．事故の賠償金もなきに等しいものでした．親たちは，受傷前とすっかり変わってしまったこの子たちを残しては死ねないという思いを原動力に活動を続け，全国の家族会と連合体（現，日本高次脳機能障害友の会）をつくり，国を動かしてきました．

会を立ち上げた1カ月後には，日本ではじめての脳外傷者を対象とした作業所を開設し，おもに若者たちを受け入れていました．当初，男性の若者が作業所に通って来ていましたが，数年のうちに脳疾患の中高年の方々や女性の方々も増えはじめました．家族会では，当事者・家族が障害を理解しようと定期的に例会をもち，学習や体験を語る場となってきました．体験談を聞くうちに，当事者に子どもをもつ場合と，当事者に夫をもつ場合で，家族の背負うものの質や量に違いがあることに気づきました．その気づきが，夫を当事者にもつ妻の会の立ち上げにつながりました．

家族会の会報に発表される「ポロミナ（妻の会）通信」をみて，会員にだけ発せられる情報としては惜しい，もっと多く方々に読んでいただきたい，とくに医療や福祉の専門職の方々に読んでいただきたいと考えました．高次脳機能障害の夫を支える妻たちの奮闘，努力，ユーモアあふれる対応，怒り，悲しみ，苦しみ，覚悟の仕方………

高次脳機能障害者をもたない家族や，第三者の貴方にとってもお役に立つことを願って，この本をお届けします．

脳損傷友の会コロポックル相談役　　篠原　節

目次

装丁・本文デザイン・DTP：Isshiki ／イラスト：パント大吉

第1章

高次脳機能障害のこと

1.「高次脳機能障害」は，さまざまな症状の総称です

脳卒中や頭部外傷，脳腫瘍などのさまざまな疾患で，脳になんらかの傷害が生じると，手足の麻痺やしびれなどの身体の障害とは異なる，記憶や知能面の障害，すなわち，高次脳機能障害が現れることがあります．たとえば，仕事に集中できなくなった，1日の計画が立てられなくなった，昨日，何をしたのか覚えていない，言葉が上手に話せなくなった，お茶のいれ方がわからなくなった，左側にあるおかずに目がとまらず残してしまうようになった，街中で迷子になる，洋服の着方がわからなくなった，すぐに怒り出すようになった，やる気がなくなったなど，多くの症状があります．これらは，後で述べる厚生労働省の診断基準に該当する場合，高次脳機能障害のひとつと考えることができます．

2. 脳の各部の働きと高次脳機能障害をまとめましょう

図1-1に，左右の大脳半球を構成する前頭葉，側頭葉，頭頂葉，後頭葉の図を示しました．視覚内容を理解することにかかわるのは後頭葉，聴覚内容を理解することにかかわるのは側頭葉，触覚内容を理解することにかかわるのは頭頂葉，そしてこれらを統合し，判断，実行にかかわるのは前頭葉です．図1-2に，左右大脳の損傷部位に対応するおもな高次脳機能障害をまとめました．

1）おもに前頭葉の損傷でみられやすい症状

①注意障害　物事に集中できない，すぐに飽きる，注意が散漫，ひとつに注意を向けると他に気づかないなどの症状です．

②遂行機能障害　1日のスケジュールをうまく組み立てられない，料理を手際よくできないなど，物事を計画して実行することが困難な障害です．

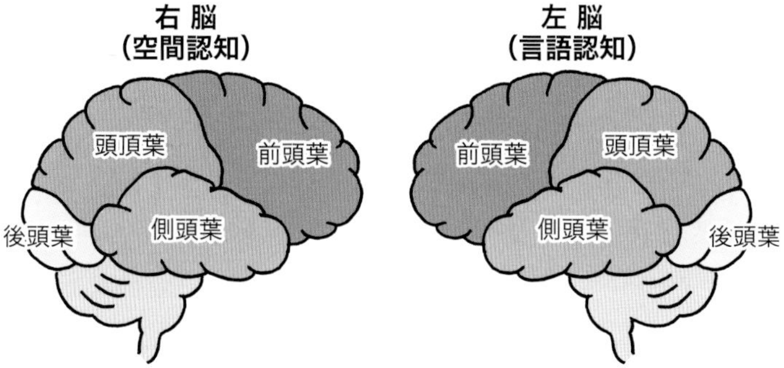

図 1-1　左右の大脳半球

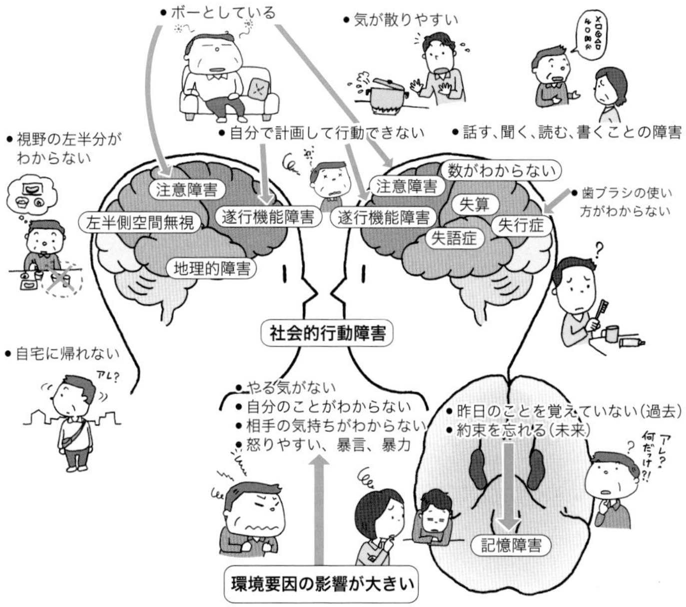

図 1-2　日常生活でみられやすい高次脳機能障害と脳部位

③社会的行動障害　意欲の低下，引きこもり，うつ状態などの発動性の問題，暴力，暴言，自己中心的，衝動性などの脱抑制の問題，病識の低下などの自己内省の問題などがあります．

2）おもに左側頭葉～頭頂葉～後頭葉の損傷でみられやすい症状

①失語症　話す，聞く，読む，書くなどの障害です．失語症のある方は，これらの症状がさまざまな難易度で現れます．

②失行症　歯みがきの手順がわからない，髪のとかし方がわからないなど，ひとつの行為の仕方がわからなくなる障害です．

③失算　数字がわからなくなる障害です．「３」の意味,病室の番号の意味がわからない人，数字の意味はわかるけれど，計算が苦手な人などさまざまです．

3）おもに右側頭葉～頭頂葉～後頭葉の損傷でみられやすい症状

①左半側空間無視　左側に注意が向きにくい障害です．車椅子を駆動していても，左側にいる人に気づきにくい，左から話しかけられるとわからないなどの障害があります．

②地理的障害　自分の居場所がわからなくなる，病院内で迷うなど，地理的空間認識の障害です．

③着衣失行　服がうまく着られなくなる障害です．服の左右，裏表の位置感覚がわからなくなるなどの障害があります．

4）海馬（側頭葉の奥にあります）の損傷でみられやすい症状

①エピソード記憶の障害　朝食内容を覚えていないなどの過去の記憶の障害です．

②展望性記憶の障害　午後３時に電話をすると決めたのに忘れてしまったなど，未来の予定が想起されない障害です．前頭葉の損傷でもみられます．

3. どのようにして「高次脳機能障害」と診断されるのかを確認しましょう

厚生労働省が定義する診断基準（**表1-1**）[1]は，“MRI，CT，脳波などにより確認されている脳の器質的病変”にもとづく“記憶障害，注意障害，遂行機能障害，社会的行動障害”をさし，しかも“先天性疾患，周産期における脳損傷，発達障害，進行性疾患を原因とする者は除外”されています．脳の器質的病変とは，おもに脳卒中，脳外傷，低酸素脳症，脳腫瘍，脳炎などによって生じる脳の“傷”で，これらがMRIやCTで確認されなければなりません．また，進行性疾患であるアルツハイマー型の認知症や先天性疾患，うつ病などの精神科疾患等は除外されています．

表 1-1　高次脳機能障害の診断基準（厚生労働省）

Ⅰ 主要症状等	1　脳の器質的病変の原因となる事故による受傷や疾病の発症の事実が確認されている． 2　現在，日常生活または社会生活に制約があり，その主たる原因が記憶障害，注意障害，遂行機能障害，社会的行動障害などの認知障害である．
Ⅱ 検査所見	MRI，CT，脳波などにより認知障害の原因と考えられる脳の器質的病変の存在が確認されているか，あるいは診断書により脳の器質的病変が存在したと確認できる．
Ⅲ 除外項目	1　脳の器質的病変に基づく認知障害のうち，身体障害として認定可能である症状を有するが上記主要症状（Ⅰ-2）を欠く者は除外する． 2　診断にあたり，受傷または発症以前から有する症状と検査所見は除外する． 3　先天性疾患，周産期における脳損傷，発達障害，進行性疾患を原因とする者は除外する．
Ⅳ 診 断	1　Ⅰ～Ⅲをすべて満たした場合に高次脳機能障害と診断する． 2　高次脳機能障害の診断は脳の器質的病変の原因となった外傷や疾病の急性期症状を脱した後において行う． 3　神経心理学的検査の所見を参考にすることができる．

4. その原因を知りましょう

高次脳機能障害の原因として，8割を占めるのは脳卒中です[2]．

脳卒中には，脳血管が閉塞する「脳梗塞」と，その細い血管から出血する「脳出血」，脳血管にできた瘤《こぶ》（脳動脈瘤）が破裂する「くも膜下出血」があります．

脳梗塞は，閉塞した血管の部位によって症状が異なります．太い血管が詰まると損傷範囲は広くなり，症状はより重篤となります．脳出血も同様に，出血部位と出血量によって症状はさまざまです．開頭術を受けるような例は，それだけ出血量が多かったと判断されます．くも膜下出血は脳卒中の 1 割程度ですが，これらのなかで，もっとも若年層に発症しやすいので社会的影響が大きいといえます．脳動脈瘤の破裂により「突然の激しい頭痛」を自覚し，倒れることが多いです．動脈瘤は前頭葉底面に発生しやすいので，後遺症として，前に述べた前頭葉症状が生じやすいといえます．

また，高次脳機能障害の原因の1割ほどを占めるのが頭部外傷です．若年層では交通事故が，壮年から高年層では転倒転落が原因となることが多いです．いずれの場合も，大脳半球の前方に突出している前頭葉が損傷されやすいので，注意障害，遂行機能障害，社会的行動障害，記憶障害が現れる可能性が高くなります．

高次脳機能障害を発生する原因として，これらの疾患の他に，低酸素脳症（原因は，窒息，溺水，喘息発作，一酸化炭素中毒，心疾患などによる心肺停止など），脳腫瘍，脳炎・脳症，もやもや病（脳梗塞例および脳出血例があります），脳動静脈奇形などがあります．小児では，脳炎・脳症の占める割合が高くなります．

5. 回復に向けたリハビリテーションの内容と手順を知りましょう（図 1-3，表 1-2）

1）環境調整の大切さ

障害は，環境との相互作用から生まれるといいます．

お金の計算が苦手でも，電子マネーが普及した社会であれば，その苦手さは目立ちません．急性期・回復期・生活期，それぞれにおけるリハビリテーションが効果を発揮するためには，環境要因をあらかじめ整えておくことが大切です．

その環境とは，①人間関係，②物理的環境，③社会資源です．

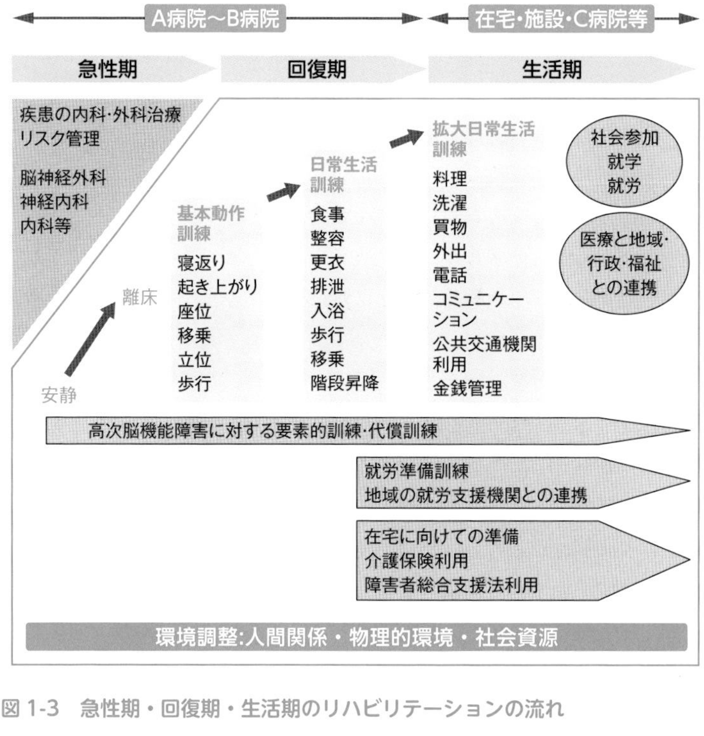

図 1-3　急性期・回復期・生活期のリハビリテーションの流れ

(1) 人間関係の調整

突然に障害を負った方の心の動揺はとても大きいものです．身体機能や高次脳機能の喪失，社会的役割の喪失と孤立感，自己効力感（自信）の喪失，さらに経済的負担感が重くのしかかってきます．こうした方に対する基本的姿勢は，いっしょに寄り添う共感と支持的な対応，そして，その方の存在価値を尊重する態度と言動です．「それではだめ」「もっとがんばれ」などの否定的な表現は極力避け，傾聴する姿勢をとります．そして，併存する高次脳機能障害を熟知し，それぞれに対し適切な応対を心がけます．

就労や就学には，職場や教育関係者の理解が大切です．ご本人やご家族の同意があれば，先方に高次脳機能障害の特徴と対応方法を口頭や文書で伝えておくと，明らかに，本人にとって生活しやすい環境に近づきます．また，家庭内，あるいは社会において，なんらかの役割をもってもらうような環境調整が望ましいでしょう．

(2) 物理的環境の調整

物理的に安全，安心な治療環境を整えます．注意障害があれば，気が散りやすい外からの刺激は減らすように配慮します．

左半側空間無視や地理的障害があれば，外出が安全にできるかを確認し，できなければ，GPS装置の携帯や同行者などを考慮します．

注意障害や遂行機能障害，記憶障害があれば，物品の整理やラベリング，一連の作業のチェックリスト化，工程表などの物理的構造化，スケジュール表などの時間的構造化も図ります．

(3) 社会資源の利用

発症（受傷）から6カ月が経過すると，障害者総合支援法を活用して身体障害者手帳や精神障害者保健福祉手帳を取得できます．これらによって，各等級に応じて，医療費，所得税，住民税，自動車税などの軽減，さまざまな公共料金の割引，運賃の減額，就労支援機関の利用，障害者雇用枠での就労等が可能となり，さらに，身体障害者手帳では，補装具，

表 1-2　それぞれの障害に対するリハビリテーション例

注意障害	・ドリルなど机上の注意課題を行う． ・日常動作や料理，掃除などの応用動作を再学習する． ・趣味や仕事など熱中できるものに取り組む． ・日常生活や仕事の場面では，ミスを防ぐために時間を十分に確保する（タイムプレッシャーマネジメント）． ・作業を短時間にする，休息をとる，注意をそらすような周囲の聴覚的，視覚的外乱を排除する．
遂行機能障害	・すべき事柄を紙に列記する習慣を身につける． ・自分ができること，できないこと，助けてもらうことをきちんと言える習慣を身につける． ・目標とする行動が正しく，効率よく行われたかを反省する習慣をつける． ・メモや手帳，スケジュール帳など外的代償手段を活用する訓練を行う． ・小さな成功体験を積み重ねていく．
記憶障害	・メモなどの外的補助手段が利用できるよう訓練する． ・新しい学習を行う場合，失敗経験をなるべくしないように工夫して学習する．
失語症	・言語聴覚療法を受ける． ・言語をなるべく使う機会を増やす． ・グループ訓練も効果がある．
失行	・自宅の洗濯機の操作など，現実に即した，目標とする動作そのものを行う訓練を行う． ・手順を紙に書いて貼っておくなどの障害を代償する手法を行う．
半側空間無視	・無視する空間に視覚性注意を向ける視覚探索訓練を行う．
社会的行動障害	・行動療法（適切な行動にはほめるなどの正の強化を，不適切な行動には注意などの負の強化を与える）で行動の変容を図る．基本的には正の強化を重視する． ・社会技能訓練（ロールプレイや自己，他己紹介等）を行う． ・怒りなどが生じないように，あらかじめ，対応方法を決め，環境設定を行う．

リフォーム費用の助成が得られます．

脳卒中や頭部外傷を負われた方で，すぐには社会復帰できない場合は，さらにリハビリテーションの場を地域に移して行います．各個人のニーズ，高次脳機能障害の内容，将来の目標によって，適宜，高次脳機能障害拠点機関，福祉事務所，保健所，地域包括支援センター，保健福祉センター，作業所，介護保険サービス機関，就労支援機関，相談支援事業所，患者家族会等を利用します．

地域をベースとしたリハビリテーションには，入院でのリハビリテーションと同程度の効果が期待されるとする研究報告があります[3]．

2）症状そのものを回復させる訓練（要素的訓練）

高次脳機能における“要素”とは，p3の**図1-2**に例示した各認知機能そのものをさします．言語機能では「話す，聴く，読む，書く」の４要素です．言語訓練の量は，失語症の回復に比例するといわれています．半側空間無視例には，無視空間への注意機能を繰り返し高めていくことが大切です．

要素的訓練は，高次脳機能そのものを，机上，あるいは限られた環境で，言語聴覚士や作業療法士，家族やボランティアの指導のもとで，あるいは自主的に再学習していきます．

3）代償方法を習得する訓練（代償訓練）

障害そのものが完全に回復しなくても，それを他の方法で補えると，日常生活や社会生活は豊かなものになります．

・記憶障害に対しては，メモや手帳，スケジュール帳などを使いこなす練習を行います．これらのツールを活用できると，生活は一変します．
・失語症により聴覚的理解が困難でも，読字が可能であれば筆談にて，また，発語が困難な例では，絵カードや音声の出る電子機器を利用して，コミュニケーション障害を補うことができます．

・注意障害により複数の刺激があると混乱する例では，個室などの外からの刺激を排除できる環境を自ら選択します．
・易疲労性があれば，こまめに休憩をとるようにします．出勤を 1 日おきにすることもあります．
・遂行機能障害や注意障害により複数の作業を段取りよくこなせない場合は，するべき作業をあらかじめ紙に書いておくようにします．
・易怒性に対しては，イライラする前に，あるいは怒りを感じたときに，考え方を変えるなどの工夫（認知療法）ができるようになるとよいのですが，難しい場合は，その場から離れる（タイムアウト）行動を身につけるようにします．

4）日常生活訓練・拡大日常生活訓練

・急性期は，セルフケアの自立を目標にします．ベット上やベッドサイドでの寝返り，起き上がり，立ち上がり，そして座位保持，車椅子の自己駆動，歩行などを行います（基本動作訓練）．ついで，食事，更衣，整容，排泄，入浴といった日常生活訓練を通して，高次脳機能障害の存在が自覚されます．
・日常生活が自立できると，さらに，料理，洗濯，買物，掃除，電話，公共交通機関の利用，金銭管理などの拡大日常生活動作を，それぞれ，簡易なものからより複雑な内容へと難度をあげて練習します．

6. 高次脳機能障害を支える制度をおおまかに知っておきましょう

疾患別の各種保険と経済的支援を**図 1-4**にまとめておきます．

1）入院中の経済的保障制度

健康保険（国民健康保険以外）に加入していて，疾患や外傷で休職となり給与が支給されない場合，傷病手当金（給与の6割程度，最長1年6カ月）が支給される可能性があります．会社の健康保険組合や社会保険事務所が窓口です．

労災関連の疾患や外傷では，労災保険が適用され，休業（補償）給付（賃金の8割）が支給されます．休業（補償）給付は症状固定まで支給されます．会社の労務担当者か労働基準監督署が窓口です．

自動車による人身事故では，自動車保険が適用され，休業補償給付が支給されます（支給額は過失割合によります）．

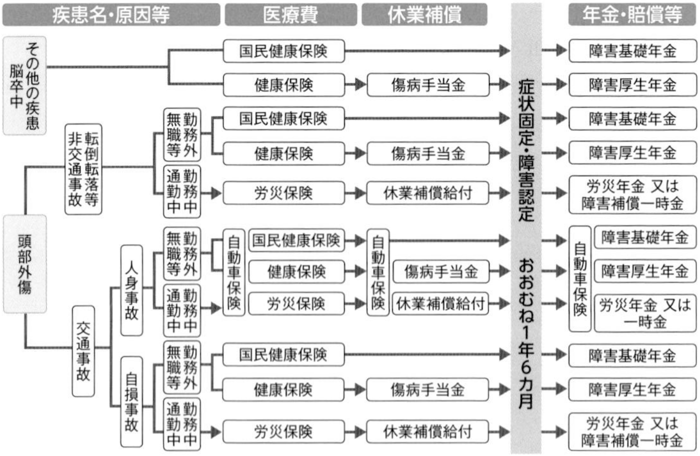

図 1-4　疾患別　各種保険と経済的支援

2）疾病・頭部外傷後，6 カ月が経過した時期に利用される制度

この時期は，回復期のリハビリテーションが終了し，在宅生活や地域生活を行う準備の時期です．すなわち，地域のサービスを利用するために，障害者手帳を申請する例が増えます．また，介護保険あるいは障害者総合支援法を利用する準備を進めます（後述）．

3）疾病・頭部外傷後，1 年 6 カ月が経過した時期に利用される制度

この時期は，障害の固定が行われる時期です．決められた障害に対して，障害年金の受領を申請できる時期です．また，交通事故や労災事故後の後遺症認定が考慮される時期です．

・**障害年金**　障害年金は，障害認定日（初診日から 1 年 6 カ月が経過したとき，または，それ以前で症状が固定したとき）に，法令で定められる障害の状態にあるか，または 65 歳に達するまでの間に障害の状態になったときに受給できます．保険料の未納期間があると受給できない場合があります．障害基礎年金・障害厚生年金は，老齢基礎年金や老齢厚生年金受給の年齢となったときに高いほう方の年金を選択でき，一方が停止状態になります．

・**障害補償年金（労災）**　労災が認定された場合，障害の程度（1 級から 14 級）により障害（補償）給付がされます．1 級から 7 級には障害（補償）年金が，8 級から 14 級は障害（補償）一時金が支給されます．窓口は労働基準監督署か勤務先担当です．

・**自賠責保険の後遺障害等級の認定**　後遺障害の程度に応じて逸失利益および慰謝料等が支払われます．

7．介護保険申請および障害者総合支援法の申請

図 1-5 に，疾患別，年齢別に，地域の資源を利用するための制度をまとめました．障害者への地域支援サービスは，介護保険法と障害者総合支援法にもとづいて提供されます．年齢で区分され，18 歳以上 65 歳未

満の方には障害者総合支援法が，65歳以上の方には介護保険法が適用され，ニーズに応じた支援が提供されます．ただし，40歳以上65歳未満の方で，介護保険法に規定されている老化に伴う15種類の病気（特殊疾病）が原因である場合は，介護保険法にもとづくサービスが提供されます．たとえば，40歳以上の脳卒中の方は介護保険が優先します．

介護保険では，要支援1，2では予防給付を，要介護1から5では介護給付を受けることができます．

障害者総合支援法によるサービスは「障害福祉サービス」と「地域生活支援事業」に大別され，前者には介護給付と訓練等給付があります．訓練等給付には，自立訓練，就労移行支援，就労継続支援などがあります．

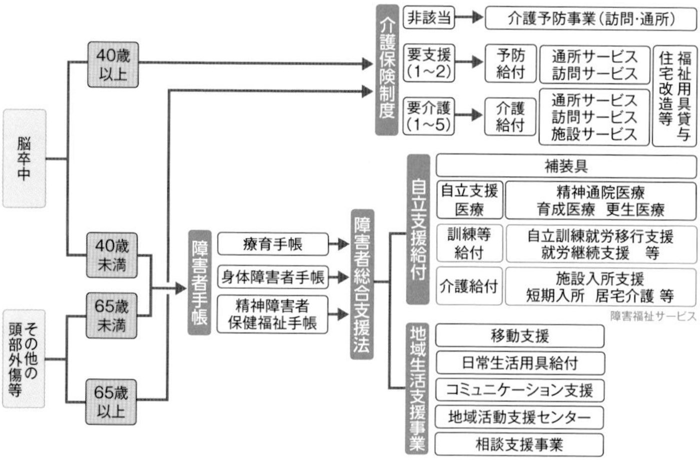

図 1-5　疾患別，年齢別，地域の資源を利用するための制度

〈文　献〉

1)　厚生労働省：高次脳機能障害の診断基準.
2)　渡邉　修，他（2009）：東京都における高次脳機能障害者総数の推計．リハ医学，46（2）：118-25.
3)　Khan F,　et al（2003）：Rehabilitation after traumatic brain injury.　MJA, 178：290-5.

第2章

夫の受傷から
ずっと走り続けている妻たち

1　事例 1　いっしょに笑いたいのに夫は別の時間を生きている……

寂しいけれど必要だった距離

［診断名］　脳出血（2004 年）
［発症時年齢］39 歳
［発症時職業］公務員
［家族構成］　妻（36 歳），長男（小学 6 年生），長女（小学 3 年生）

※年齢等は発症当時

「また切れたかもしれない」

朝起きて「頭がものすごく痛い．出張やめるわ．また切れたかもしれない」と夫は私に言い，「仕事を休む」と部下に電話連絡をしました．

子どもたちを学校に送り出し，車で病院へ．自宅を出るとき，夫は自分で歩けていましたが，病院に着いたときには足元がおぼつかず，受付をしている間に意識を失っていました．脳出血をしていて，ドレナージで血液を流し，様子をみると説明されました．私は夫の職場に連絡し，入院の準備をするために一度自宅に戻り，そして，子どもたちの面倒をみてもらうために妹に連絡していると，「出血が止まらないため開頭手術をする」と病院から連絡がありました．

1988 年に頭部打撲による脳内血腫除去手術をし，その後は何事もなく過ごしていましたが，2002 年にひどい頭痛があり，検査の結果，脳動静脈奇形があると診断されました．放射線治療のγナイフをし，経過観察 1 年半．1 カ月前に受診して「経過は良好」と言われたばかりでした．

どれくらい時間がかかったのか覚えていませんが，手術が終わったのは日付が変わる頃だったと思います．

医師から「出血が止まらないので，やむなく右脳の一部も一緒に切除した」と説明されました．そのときは，それが何を意味するのか，わかっていませんでした．

医師からの説明

手術後，ICUにいる間に肺炎を起こし，気管切開もしました．

頭にたくさんの管がつながれ，そして喉には呼吸器，声を出すこともできない夫…… ひとつずつ説明を受け，納得して署名しましたが，実際にその姿を目にするのはショッキングなものでした．子どもたちはICUに入れないので，ベッド横に家族の写真を置き，少しでも元気になってくれたらと，1日2回の面会を続けました．

20日ほどで一般病棟へ移動し，やっと子どもたちに会わせられるようにはなりましたが，喉についている呼吸器と寝てばかりの姿，勝手に鼻の管を抜かないようにされている手袋，拘縮で動きにくい腕など，子どもたちの目にどのように映るか心配でした．最初の面会のとき，夫は眠っていましたが，子どもたちは久しぶりに見る父の姿にただ喜び，手や足をさすったり，声をかけたりしていました．

二度目に子どもたちを連れて行ったときには夫は起きていました．娘はベッドに駆け寄り声をかけていましたが，息子は入り口で立ち尽くし，そばに行くことができませんでした．あのときの息子の顔は忘れることができません．声も発せず身動きもできず……

家に戻ってから，ふたりに話をしました．「お父さんはきっとよくなるから．がんばっているから元気な顔を見せてあげて！」 話し終わると，息子は「散歩してくる」と言って出て行き，1時間戻りませんでした．6年生の男の子に，父のあの姿は衝撃的だったのでしょう．

入院から1カ月，医師から「脳の腫れがよくなり，身体的にはよくなっていますが，意識障害が続いています」と告げられました．“障害”という言葉を耳にしたのは，そのときがはじめてでした．意識障害の状態も今後どうなるのかわかりませんでしたが，回復しているということだけは理解できました．

リハビリテーション（以下，リハビリ）が続き，気管切開をした穴もふさがりました．今後を考えるうえで，担当医と私，職場の上司，保健師さんで面談をしました．そこで，担当医から「職場復帰は無理でしょう．自分のことが自分でできればいいほう．介護認定を受けて身障者手帳をもらい，リハビリ施設を経て自宅にいられるようになれば」と言われました．何を言われているのかよくわかりませんでした．リハビリをしたら少しずつでも回復していき，前みたいに生活できると思っていたから……　（p55の「予後の伝え方とタイミング」を参照）

後遺症は高次脳機能障害だった

3年間の休職手続きを済ませ，身障者手帳を申請し，先のみえない状況におびえていたときに，夫の仕事でかかわりのあった精神科医から「リハビリはうちの病院のほうがいいから」と声をかけてもらい，転院が決まりました．

看護師長さんとの面談で「高次脳機能障害なんですね」と言われ，聞いたこともない言葉を必死に覚えて自宅に戻り，検索しました．そこではじめて，もうもとに戻ることはないことを知り，この先の生活や子どもたちのことを本格的に考えなくてはいけないと思いました．

手帳が交付され，思っていた以上に重い等級に落ち込んでいたとき，リハビリを担当してくれていた若い理学療法士さんが「軽く書かれるよりいいですよ．使える行政サービスが違いますから．使えるものはみんな使いましょう」と言ってくれました（※1）．ありがたい言葉でした．それ

専門職コメント　※1

制度利用については福祉職が伝えることが多いですが，早い段階に，必要なタイミングで医療職からこうしたコメントがあったことは，家族にとって大きな意味があったと思います．

からいろいろなリハビリを受け，声をかけてくれた精神科医の計らいもあり，半年間お世話になりました．

その間，この先の生活を考え，パートの仕事を決め，退院してくる夫をどうするか，中学生になる息子と小学生の娘，障害の残った夫とどのように生活していくか，私ひとりで全部かかえられるのか……　悩んだ末にソーシャルワーカーさんに相談しました．一番の不安は，退院した夫をそのまま家に置いておいていいものかということでした．リハビリに通うわけでもなく，障害をもった夫とこの先どうやって生活したらいいのかわからなかったのです．ソーシャルワーカーさんからは,「コロポックルさっぽろ」という作業所があることを教えられました．

事件発生

退院と同時に面談に行き，最初は週2回，私の仕事前に連れて行き，終わったら迎えに行きました．慣れた頃，少しずつ回数を増やし，あわせて，自宅から近所のコンビニまでひとりで行けるように練習して，昼食のパンを買えるようになりました．

ひとりで散歩したり，買い物したりするなど，行動が活発になってきたときに事件が起こりました．私が息子の部活の試合を見に行っている間にいなくなったのです．先に帰った娘が自宅に着くと，お父さんがいない．昼前に買い物に出かけたのは見ていましたが, 気づいたのは15時半，それから携帯電話もメールも反応がない．いつもの散歩コースを探しても見つからない．息子は自転車で探しに，私は交番へ行き，高次脳機能障害であること，左半側空間無視があること，状況がわからず行動していることを話し，探してもらうことにしました．

ようやく電話がつながり,「どこにいるのか？」には「大通り」.「どこに行ってた？」には「？？」．夫に聞いてもわかるわけがなく, 何がどうなってそこにたどり着いたのか謎です．連絡がついたときは19時を過ぎていました．夫が家に帰ってきたのは20時少し前．手には昼食用のパンが入った袋を持ち，靴を脱いだ足は血だらけでした (※2).

そのことを「コロポックルさっぽろ」の指導員さんに話したところ，「奥さんの悩みは，障害のある子どもをもつ親とは違うものがある.『妻の会』をやりませんか？」と言われ，今日に至っています.

夫は左半側空間無視があるため，道を覚えるのが難しく，目印は右側だけに限られます．出かけるときには，私が下見してわかりやすい目印を探したり，道順を確認したりしています．それから一緒に何度も繰り返し確認して道を覚えていきます．ですが，工事で風景が変わってしまったり，目印にしていた看板がなくなったり，雪が降った日には足元に気をとられて目印を見逃したりして，いまでもときどき迷子になります.

障害を考えると，迷子にならないことは難しいので，迷子になったときに私に連絡をすること，どこにいるのかわからないときにはタクシーに乗って帰ってくることにしました．事件のたびにその対策を考え，話し合って導き出した方法です.

最近では，元旦に突然出かけて戻らなかったことがありました．このとき私は不在で，娘からの連絡でわかりました．携帯のGPS機能で調べたら北海道神宮付近にいることがわかり，最寄りの駅がわからず迷子になっていることが推測されました．電話にも出ないので様子をうかがっていると，タクシーで札幌駅へ行ったようでした．ふだん利用していない北口で降ろされたようで，そこでも迷っているのがわかりました．最終的には札幌駅から再度タクシーで自宅に向かっているのを確認し，安心しました.

専門職コメント　※2

半側空間無視にくわえ，ご主人には眼球運動の問題があり，移動しながら周囲に注意を向けることが難しいと考えられます．また，注意障害，記憶障害があると，目的をもって家を出ても，時間が経つと忘れてしまったり，何かに気をとられてそちらに行ってしまったりします．迷うと一種のパニック状態になり，携帯電話が鳴っていることにも気づきにくくなります.

着る物にも気をつけていて，迷子になったときに見つけやすい色や柄にしています．蛍光オレンジのショルダーバック，コバルトブルーのジャケットなどです．探しやすいし，誰かに手伝ってもらうときにも特徴を伝えやすいからです．一緒に出かけるときは，私も目立つ色のコートやバッグにします．少し離れてしまっても夫が見つけやすいように，私自身が目印になるようにと思って．

どんな仕事ができるのか

夫が休職をして2年半,「職場復帰が可能か？　どのような仕事ができるのか？」と職場から確認がありました．記憶障害はありますが，発症前に使っていたパソコンは何とか使え，繰り返し練習することで一定の作業はできるので，復職に向けて準備することになりました（※3）．

「コロポックルさっぽろ」のスタッフと上司が連絡をとり,作業内容を確認し，練習を始めました．高次脳機能障害のこと，夫が苦手としていること，工夫すればできること，工夫の仕方など，専門知識をもっているスタッフが間に入ってくれたので，スムーズに話が進み，準備することができました．通勤経路も一緒に確認し，乗る車両や駅の出口など，夫が覚えやすいように考えてくれました．

職場の理解があり，短時間の勤務から徐々に長くし，夫が無理なく働けるように環境を整えてくれました．

専門職コメント　※3

当時は障害者自立支援法（現，障害者総合支援法）の施行前であり，休職中の公務員であるご主人を受け入れることに問題はありませんでした．現在のコロポックル（就労継続支援Ｂ型）であれば，休職中であること，公務員であることの二重の理由で，まず窓口で支給を断られる可能性が高いでしょう．また，職場復帰にあたって公務員が利用できる制度は，当時も現在も非常に限られています．ジョブコーチは財源が民間企業の雇用保険であるため，公務員は利用対象外です．

職場にお願いしたのは，

・一度に伝えるのは，ひとつの要件（覚えていられない，混乱する）

・ゆっくりと話す（聞き取れない，理解できない）

・左が見えないので，右側から

・ときどき迷子になることがある（トイレの後，戻れない可能性）

などです．快く受け入れてくれる職場環境に感謝しています．

生活の安定と自立への一歩

夫の休職中は収入が7割に減りました．家のローン，小学生，中学生のお金のかかる時期の子どもたち，先々のことを考えると短期間のパートでは無理があると，正社員での仕事を考えはじめました．

学校給食の調理員としてフルタイムで働きはじめ，仕事，生活，子育て，夫に関する対応のすべてを背負うこととなりました（p56の「家族内役割の変化」を参照）．覚えることもたくさんあり，疲れて帰宅すると，すぐにご飯の支度，家事全般をしなければなりません．疲れるとイライラするし，ましてや中学生の男の子，反抗するやら話をしないやら……　娘にかかわる時間も，話をしっかりと聞く余裕もない……　いろいろやっても反応のない夫……

いっぱいいっぱいだったと思います．そんな状態では，何をやってもうまくいきません．そのなかで見つけた方法が，夫の生活リズムを変えないことです．平日と土日，夫の行動パターンは決まっています．朝起きると新聞を取りに行く，ご飯を食べる，母の仏壇に手を合わせる，という具合です．一方，外出などいつもと違う行動をしようとすると，5分おきにトイレに行くなど落ち着かなくなります．出かけた先でもただひたすら私の後をついて歩き，トイレに行ったら戻って来られなくて探したこともあります．つねに夫の行動を気にし，子どもたちのために出かけたはずが，子どもたちは楽しめない．ついに子どもたちから「お父さんが行くなら行かない」と言われてしまいました．究極の選択として，夫には落ち着けるいつもの行動をしてもらい，私と子どもたちだけで出かけることにしました．

また，夫にはひとりで食べ物を買いに行けるようにし，忘れて困ることは目につく場所にメモを貼るなど，ひとりで過ごせるように繰り返し練習しました．お金も最初は1カ月分として2万円をまとめて渡していましたが，持ち金を両替して500円貯金を始めたり，街頭募金を見ると募金したりして，1週間ともたずになくなったこともあり，いまは1週間ごとに5,000円渡し，うまく使えるようになりました．夫がこれらのことをできるようになると，私に時間と余裕ができ，映画やコンサート，出張妻の会での宿泊で，気分転換できるようになりました．

15年を振り返って

現在は，子どもたちも成人し，それぞれで生活しています．夫の生活リズムを壊さないことを優先した結果，夫が子どもたちとかかわる時間が極端に少なくなってしまいました．この障害は，なりたくてなったわけではないし，誰がわるいわけでもない．でも，一緒に笑ったり楽しんだりしたかったのに，できなくなった．父親だけど父親ではない存在．

息子や娘は「どうかかわったらいいのかわからない」と言います．15年が過ぎ，日々同じように過ごしていると刺激がないせいか，夫がいままでできていたことに「あれ？」と感じることが増えてきました．手順のひとつふたつが抜けるのです．脳が活性化していないからなのか，筋肉が衰えてきたのかわかりませんが，麻痺のある左足を前より引きずっている気もします．

脳を刺激することと，体を動かすこと，両方できるものは何かあるだろうか？　夫婦ふたりになり，今後のことを考えて何かしなくてはと思っているところです．

あと何年，この生活が続くのでしょうか．私と高次脳機能障害のある夫との知恵くらべは，まだまだ続きそうです．

事例 1 にかかわった専門職から……

[作業所でのご主人]

作業に参加していないときは，いつも同じ席に座っていることが多く，促されるまでは自分で行動することは少なかったと記憶しています．自分から他のメンバーにかかわることもありませんでしたが，誘われるとゲームに参加していました．おもしろい言動を目にすると，まさに“破顔一笑”という笑顔で，声を出して笑っていたのが印象的でした．会話は一問一答で，ほとんどは単語での返しでした．

[お子さんからみたご主人]

p138でも紹介しますが，ご長男がお父さんの発症当時から，いまに至るまでの気持ちを寄せてくれています．受傷前の父は，頼もしくてやさしい“自慢のお父さん”だったこと，父の変化をどうしても受け入れられず苦しんだこと，何年も経ったいまでも，かつての父の姿がなつかしいことなどが率直に語られています．小学6年生という多感な時期に，大好きな父の急激な変化を目の当たりにし，変わってしまった父と日々暮らすことになった気持ちが書かれた記録は，本当に貴重なものです．

[それぞれの空間と時間]

家族が同じ時間を共有し，楽しい思い出をつくりたいという思いは，切実な願いです．しかし，この事例で示されているように，家族がそれぞれ異なる空間と時間を生きていて，他の家族の空間と時間を感じることが難しくなっていると，思い出の共有も難しくなります．もちろん，記憶障害があっても，楽しい体験は意味があることですが，ご主人のようにいつもと違う時間の流れにストレスを感じると，楽しむことも難しくなります．

異なる空間と時間を生きることを選択するのは，ご家族にとって決して簡単なことではなかったと思いますし，誰にでも理解されることではないかもしれませんが，ともに生きていくあり方のひとつとして示されたことで，救われるご家族も多いのではないでしょうか．

2 事例2 障害は軽いけれど夫も私も生きにくい……

夫と妻それぞれの葛藤

[診断名] 心肺停止による低酸素脳症（2005年）
[発症時年齢] 42歳
[発症時職業] 会社員（総務課）
[家族構成] 妻（43歳，保健師），長女（3歳），猫

※年齢等は発症当時

突然の発症

2005年10月5日，いつものように7時前に出勤し，21時過ぎに帰宅した夫．遅い夕飯をとり，入浴後に就寝したようです．6日未明，大きないびきに目を覚ますと，苦しそうな呼吸をしていて，名前を呼んでも反応がなく，脈も弱くしか触れませんでした．直後に呼吸が止まったため，心臓マッサージと人工呼吸をしながら救急要請しました．

救急隊が到着し，除細動を数回かけましたが心拍は戻りませんでした．自宅前に到着したドクターカーとドッキングし，医師の処置を受けながらの救急搬送でした．私も娘を抱いて救急車に乗りましたが，搬送中も心拍再開しないことが医師と救急隊員のやりとりでわかり，「助からないかもしれない」と覚悟しました．

大学病院の救急外来に運ばれ，蘇生処置が行われた後，ICUへ入院となりました．医師から「重症の不整脈による心肺停止です．なんとか蘇生しましたが，予断を許さない状態です．意識が回復するかも不明です．心臓が1時間近く止まっていたので，意識が戻っても体の麻痺や低酸素脳症が原因の高次脳機能障害になる可能性が高いです」と説明されました．その直後に夫に面会しましたが，いくつもの管がつながった姿に，「助かって」と願うばかりでした（当時3歳の娘にもその姿は強く印象に

残ったらしく，数年たって「お父さん一度死んだものね」という衝撃発言がありました）．

2日後，ベッドサイドで声をかけると開眼し，私の名前を呼び，笑顔をみせました．命が助かったことを実感した瞬間でした．四肢麻痺もなく，面会者ともふつうに会話していたので，高次脳機能障害を感じることはありませんでした．ただ，看護師から「ベッドで安静にしているように何度伝えても，安静を守れません」と言われました．記憶障害により指示を覚えていられなかったのです．

ICU から一般病棟へ　リハビリテーション科でも検査

10月21日，不整脈の検査・治療のために循環器内科に移動しました．

心臓カテーテル検査の結果，重症不整脈の原因は冠攣縮性狭心症であることがわかりました．狭心症発作の誘因はストレスと考えられました（発病数日前までいつも以上に仕事が多忙で，相当のストレスがかかっていたと思います）．再発作予防のため，植込み型除細動器（以下，ICD）を植込む必要があると説明を受けました．“障害者になる”ことに抵抗を感じた親族もいましたが，命にはかえられません．11月中旬，ICD植込み術を受けました．

ICD植込みは身体障害1級に該当し医療費助成が受けられる（重度障害者医療）ため，至急申請することを看護師からすすめられました．区役所で申請手続きを行い，身体障害者手帳が交付されました．手帳の取得によりさまざまな制度を利用できますが，どれも申請主義で，申請先も多岐にわたるため，病人をかかえながらの手続きはたいへんでした．

循環器内科入院中にリハビリテーション科（以下，リハ科）外来を受診し，高次脳機能障害の検査を行うと同時に，リハビリ（理学療法，作業療法，言語療法）も実施されました．夫自身は「自分は心臓がわるくて入院したのに，なぜ脳の検査やリハビリをしなければならないのか」と不満な様子でした．

医師からは「画像検査では，低酸素が原因の軽度の脳委縮がみられますが，特定の障害部位はありません．記述式検査で基準以下の項目もありますが，おおむね問題ないです．高次脳機能障害とは言っても，その程度は“軽い”ので社会復帰できるでしょう．職場に復帰することがリハビリになります」と説明をされました（p55の「予後の伝え方とタイミング」を参照）．“障害が軽い”“社会復帰できる”と聞いて，「よかった．もとどおり仕事もできる」と夫も私も単純に喜びました．

一時はあきらめた命が助かり，障害が軽いことにホッとする気持ちが強く，入院中から現れていた高次脳機能障害の症状を見落としていました．また，本やインターネットで知った高次脳機能障害の症状と夫の状態が結びついていませんでした．本に書いてあるようなはっきりしたかたちで症状が現れてはいなかったのです．振り返ると，入院中に感じた「前と違う気がする」「何かおかしい」という夫へのちょっとした違和感が，高次脳機能障害の症状によるものでした．

最初の違和感は，循環器内科に移って1週間後（入院21日目），「自分はなぜ今日からここに入院しているの？」と聞いてきたことです．冗談かと思いましたが，本人は大真面目です．「3週間前に入院し，ICUから循環器内科に移った」と伝えると，心底驚いていました．ICUに入院していたことや面会に来た人のことをまったく覚えていませんでした．変だなと思いながらも，「ICUという特殊な空間にいたためだろう」と考えました．その他，おかしいと思った言動は次のようなものです．①（記憶力はいいのに）話した内容を忘れている．何度も同じことを聞く．②1週間分と言って渡したお金を1～2日のうちに売店での買い物（おもに菓子類）で使い切る．③（活字が好きだったのに）新聞や本を「疲れる」と言いまったく読まない．④メモした内容が要領を得ない，メモしたことを忘れているなど．

病院・病室という限られた空間，決められた日課，判断が求められない状況では，高次脳機能障害であっても何とか生活でき，症状があってもみえにくい（生活の場に戻ってはじめて症状がはっきりする）のだと思います．

喜びと不安をかかえて自宅に退院

ICDのトラブルもなく経過し，12月中旬に自宅へ退院しました．

退院前，リハ科の担当医に，退院後もリハビリに通いたいと相談しましたが，社会に戻り日常生活を送ることや職場復帰することがリハビリなので，通院は不要と言われました．また，ソーシャルワーカーや家族会などの社会資源は紹介されませんでした．「症状は軽いと言われたから大丈夫だろう」と思いつつ，「退院後，困ったことがあったとき，どこに相談したらよいのだろう」という不安や孤独をかかえての退院でした．

自宅での夫は，私が準備した食事を食べる以外は，横になりテレビを見る生活を送っていました．退院後2週間した頃から，食器洗いや洗濯物たたみなどの簡単な家事を頼むことにしました．複数の用事を頼むと，ひとつしかやっていないこともよくありました．理由を聞くと「頼まれていない」と言うことが多く，メモしていたのにおかしいなと思いながら追及はしませんでした．怒りっぽかったり，笑うことが少なかったり，すぐに疲れたと言ったり，好きなゲームをしなくなったり，以前の夫との違いを感じることはありました．それでも大きな問題につながることはなく，とくに対応もしていませんでした．

夫は，「早く職場に戻りたい」と言っていましたが，「疲れた」と横になっていることが多い状況を考えると，復帰は急がないほうがよいと伝えていました．しかし，12月末には夫自ら職場に連絡をとり，2006年1月中旬から復職することを決めました．

職場復帰，9 カ月で解雇

職場環境がICDに影響を及ぼさないか調査し，問題ないことを確認したうえで復職しました．上司には心肺停止の後遺症で高次脳機能障害があることを伝え，症状・対応方法の書かれたパンフレットを渡し，配慮をお願いしました．しかし，私自身どのような対応・サポートが必要なのかよくわかっておらず，具体的な対処方法を提示することはできませんでした．夫も，自分に高次脳機能障害がある自覚はなく，自ら職場にその障害を伝えることはなかったと思います．

最初は楽しそうに出勤していましたが，3月頃から表情が暗くなり，ひどく疲れた様子になりました．イライラし突然怒ることも増え，娘も怖がって近寄りませんでした．夫に「たいへんなことはないか？」と聞いても，「とくにない」と返ってくるばかりでした．4月下旬に上司から呼ばれ，「以前と人が変わった．仕事がまったくできない」と告げられました．見た目は変わらないのに仕事ができなくなった夫に，周囲も夫自身も困惑していたのでしょう．「これはたいへんなことになった」と思いました．はじめて高次脳機能障害が“障害”として目の前に現れた気がしました．何とかしなければと思ってもどうしたらよいかわからず，相談しようにも病院以外の相談先がわかりません．リハ科の受診を待って医師に相談すると，ソーシャルワーカーを紹介してくれました．ソーシャルワーカーが医療関係者と職場関係者を交えた話し合いを設定してくれ，もうしばらく経過をみることを会社は渋々ながら承諾しました．

同時期に「脳外傷友の会コロポックル（現・脳損傷友の会コロポックル)」を紹介され，5月初旬に面談に行きました．このとき，「奥さんひとりでよくがんばったね．これからは力になるから安心して」と声をかけられ，真っ暗だった目の前に光が見える気がしました．家族会に出会い，わかってくれる人がいるということがその後の力になりました．

夫の勤務先は障害者雇用を行っており，夫の障害にも理解があるだろうと思っていましたが，それは甘い考えでした．9月中旬に再び呼び出され，夫と私は上司から，仕事ができていない状況を聞かされ，9月末での解雇を告げられました．夫なりにがんばっていたのでしょうが，「会議の書記をしてもこんなものしか作れません」と見せられた議事録は，要点のまったくわからないものでした．働き続けるには，周囲の理解や支援が必要なのだと感じました．入院中からソーシャルワーカーの支援が開始されていたら，また，職場復帰する際に高次脳機能障害を理解している専門職がかかわってくれていたら，違う結果になっていたのではないかと悔いは残ります．

夫の通所開始と私の転職

リハ科医から，高次脳機能障害の再検査とリハビリが提案されました．10月中旬から4週間の入院で各種検査を行い，「前回よりも少し脳は委縮していますが，その他に変化ありません」と説明を受けました．「検査で問題なくて障害が軽くても，社会生活には支障をきたす．安心してはいけない」と心を新たにしました．

リハビリは退院後の生活を見据え，“毎日家族分の朝食を準備すること”を目標に行われました．献立の立案，買い物，調理，盛り付けを訓練し，何とかできそうな状況となり退院しました．

しかし，退院直後に作ったカレーは，カレールーを探せず，代わりにカレー粉1缶を使ったため，辛すぎてとても食べられませんでした．「辛すぎて食べられない」と伝えましたが，それ以降夫がカレーを作ることはありません．失敗体験やネガティブな言葉は記憶に残りやすいのです．失敗しないように配慮すること，否定的な言葉は使わないことが大切と実感しました．

検査入院中には，退院後の通所先を決めるために，渋る夫とともに複数の施設を見学し，「コロポックルさっぽろ」の就労継続支援B型に決めました．2007年1月から週2回通い，12月から週4回に増やしました．

安定した収入を得るため，私は転職しフルタイムで働くことにしました．経済的な心配はなくなりましたが，夫や娘と向き合う時間は減ってしまいました．仕事が忙しくなると心に余裕がなくなり，夫のぶっきらぼうな言葉に強い口調で返答してけんかになったり，私の不機嫌を敏感に感じ取って夫が落ち着かなくなったりしていました．

再就職までの長い道のり

傷病手当金支給が終了した2008年春から就職活動を始め，再就職したのは2013年4月．5年の歳月がかかりました．

そこまで時間がかかった理由は，求人数が少ないことに加え，①本人が希望する職種と現在の能力のミスマッチ，②本人の働く目的と家族の働いてほしい目的のミスマッチが大きいと思います．事務職をリストラされた本人は，発病前と同じ能力があると思っており（病識欠如），以前と同じ事務職にこだわって仕事を探していました．また，収入の多いフルタイム勤務を希望していました．夫は，「夫･父親たるもの，一家の大黒柱としてしっかり働き，稼ぐことが役割」と考えていたのです．そう考えていることに2～3年は気づきませんでした．私としては，夫には社会とつながりをもつことを目的に働いてほしいと思っていました．また，前回急いで職場復帰し失敗した経験から，夫にはいまの能力を発揮できる仕事をじっくり探してほしいと考えていました（p56の「夫の「働く」を支えることで，家族を支える」を参照）．

就職活動を支援してくれたのは，「コロポックルさっぽろ」の指導員，ハローワーク職員（障害者担当），障害者職業センター職員，就業･生活相談室Kの職員（2012年4月から）などです．

2009年7～8月に，能力の確認と適した職種を知るために，障害者職業センターで適性検査を受け，引き続き同センターで2週間の訓練，さらに6週間の追加訓練を受けました．いまの能力を客観的に評価され，適した仕事を検討し，自分が選ぶ求人のどこが不向きかを話し合い，夫はようやく以前と同じ仕事に就くことは難しいと気づいたようでした．その後，いくつかの求人に応募しましたが，不採用が続きました．

2013年2月，「障害者就職面接会」に参加し，ドラッグストアの品出し業務に障害者雇用枠（非正規）で採用されました．採用決定直後から，関係機関が勤務先に，夫の障害，苦手なこと，対処法などを具体的に伝えてくれました．また，通勤ルートや乗り物の時刻などを夫と確認してくれました．準備を整え，4月から実働4時間，4週8休で勤務がスタートしました．就労後も，定期的にジョブコーチが職場を訪問し，働き方の見直しや問題解決に動いてくれました． 2018年（就労継続5年）には無期雇用契約となり，解雇への不安もなくなりました．高次脳機能障害というみえにくい障害をもち，病識がない夫が仕事を見つけ，働き続けることができるのは，長い期間あきらめずにかかわってくれた指導員や関係者の皆さん，そして職場のスタッフの理解のおかげだと感じます．

私は夫が仕事を続けていることをうれしく思いますが，夫はいまでも「自分は大黒柱じゃないから」とつぶやくことがあり，彼の考える夫･父親の役割を果たせないことへの葛藤はあるようです．

いま，そしてこれから

月日が経っても頭を悩ませる問題はあります．ICDの入れ替えのために入院したときには，いつもと違う環境に落ち着かない様子が目立ちました．ネットで同じ商品を何個も買うことがたびたびありますし，いまだに非日常的・突発的なことへの対応が苦手で，イライラしやすいことは変わりません．夫婦で話し合って決めなければいけないことも，すぐに「どっちでもいい」「わからない」と丸投げしてくる夫．病気のせいとは思いつつ，「夫婦って何だろう」と考えてしまいます．

夫と娘の関係も心配の種です．発症時, 娘は3歳だったため, 発病前のやさしい父親の記憶はありません．小学生の頃,「お父さんは嫌い．いつも怒っているから」と言っていました．娘にとって父親は，イライラしてすぐ怒る人，楽しいことはしてくれない存在のようです．いまは，娘から父親に話しかけることはあまりなく，距離を置いて生活しています．

3年前に私が体調不良で正社員を退職し，非常勤職員として再就職したため，経済的には不安があります．ただ，収入は減少しましたが，時間的・心理的なゆとりができたことはプラスのことだと思います.

高次脳機能障害になって10年以上が経過し，夫は大学OB合唱団に参加し，余暇も楽しんでいます（本人は，「OBだからやらなければならない．楽しいわけではない」そうです）．ごみ出しなど家事の一部も行っています．メモの取り方や薬の管理の仕方など，障害を補う方法を工夫するようにもなりました．最初の2～3年は，「前はこうじゃなかった」「あれもこれもできない」と，できないことに目がいきました．しかし，「できないのはなぜか」「どうすればできるのか」を考えることが大切で，環境を整え，少し手助けすればできることはたくさんあるのです．いまは高次脳機能障害のある夫との生活に慣れ，向きあうこともできました．リストラされたときの絶望的な気持ちから，何かあっても何とかなると思えるようになったのは，患者会や支援してくださった方々のおかげです．周囲の助けがなければとっくに放り投げていたと思います．家族が支援を受けることが，障害者本人を支援することにつながると感じます．

妻が元気でいることが，高次脳機能障害のある夫の元気につながると信じ，ポロミナ（妻の会）の仲間の笑顔に力をもらい，これからも自分らしく夫と向き合っていきたいと思います．

事例2にかかわった専門職から……

[作業所でのご主人]

作業所という場所に違和感があったかもしれませんが，ご主人はそれを表に出すことはなく，単純作業も受け入れていました．ミーティングでは積極的に発言し，会話をリードしようとしていました．「家では笑顔を見たことがない」という話がうそのように，作業所では快活に振る舞っていました．

メンバーの前で，〈家族のすごいところ〉というテーマで発表する機会には，「妻は看護師で，自分の心臓が止まったときに心臓マッサージと人工呼吸で助けてくれた．妻がいなかったら，自分はいまここにいない」と話しました．

[就労支援の意義]

家族のいる男性の場合，ご主人のように，自分の役割と存在意義を「一家の大黒柱として働いて家族を支えること」と考えていることが多いと思われます．障害によって，大黒柱である自分が失われることは，自己イメージを回復するうえで重大な問題になります．さらに，復職がうまくいかず，職場でつらい経験をしたことでも自信を失い，その後の就職活動に慎重になった原因になりました．

それでも，家計への貢献はご主人の目標であり続け，「無理をしなくていい」と考える奥さまの気持ちと乖離はありましたが，最終的には障害者枠でのパート勤務という形で再就職できました．「大黒柱ではない」という不全感は残ったものの，家計に貢献している矜持は得られたのではないでしょうか．

[家族内役割・社会的役割]

作業所では，図書館でのボランティア，娘の送迎などの役割を誇らしげに語っていました．家事の話題になると，「洗濯とごみ出しは自分の仕事」と話していました．家での役割があることは（どれくらいできていたかはさておき），「役に立っている」と思えることにつながっていたと思います．合唱団の活動も，家族へ話すときとは異なる表現で語っていました．作業所以外にも社会での居場所があることが，大切なことだったと思います．

3

事例3 やさしかった夫が怒ってトラブルばかり……転機になったサービス利用

［診断名］ 頭蓋咽頭腫（1998年），その後，小脳梗塞，脳下垂体機能障害（2006年），誤嚥性肺炎（2010年から）
［発症時年齢］ 45歳
［発症時職業］ 自営業
［家族構成］ 妻（47歳），長男（22歳），次男（20歳），長女（10歳），次女（9歳）

※年齢等は発症当時

脳腫瘍と放射線治療の後遺症

1998年春，夫は46歳．この頃から夫は，視野が狭くなりはじめましたが，夫はほとんど病気をしたことがなかったものですから，老化のせいかなと思っていました．ところが，秋に知人にすすめられて，眼科，脳神経外科を受診したところ，頭蓋咽頭腫と診断され，翌年1月に手術することになりました．医師からは「良性なので心配ありませんが，排尿障害の後遺症があるかもしれません」という話がありました．

手術前には，ほとんど目が見えていませんでした．手術は10時間に及び，「何とか命が助かってくれれば……」と祈るばかりでした．手術後，目は見えるようになっていましたが，腫瘍を取りきることはできず，転院して放射線治療を受けました．5月に退院してからは，体力が落ちているようでしたが，その他は術前と変わらない様子で安心していました．家族も自営業を始めたばかりでしたので，早く仕事に復帰できることを望んでいました．

7月頃から少しずつ仕事を始めましたが，何度も同じことを聞いたり，些細なことで怒ったりするようになり，買い物も多くなりました．集金したお金を使ってしまい，突然請求書が届くこともたびたびありました．

また，たばこを何箱も吸うようになり，吸い殻でいっぱいになった灰皿を指さして注意すると，「自分じゃない」と言い張って家族と衝突するなど，行動は段々とエスカレートするようになりました．いままで声を荒げることなどなかった夫でしたので，私はおろおろするばかりでした．夫は浴室に長時間こもることも多くなり，私にはその行動が理解できませんでした．

年明け頃には家族で対応するのが難しくなり，ようやく入院して検査することになりました．同時に精神科も受診しました．面会に行くと夫は泣いてばかりいました．理由はわかりませんが，入院中にたびたび注意されることがあったようです．職員から「ご主人わがままですね」と言われましたが，記憶が残らない夫は「自分はわるくないのに」と戸惑っている様子でした．2カ月ほど入院し，退院時には医師から「仕事は無理でしょう．このまま認知症の最悪の状態になるかもしれません．自分の排便を投げたり……」と説明されました．あまりに衝撃的でした．このときに聞いた他の内容は思い出せませんが，この言葉はいまでも忘れられません（p55の「予後の伝え方とタイミング」を参照）．

診断書にある病名は「器質性認知症」でした．このとき，ソーシャルワーカーから障害年金や手帳の話を聞きました．下の子2人はまだ小学生でした．上の子2人には自活してもらい，生活や経済面を考えて4人で私の実家の2階に移ることにしました．このときはまだ高次脳機能障害の言葉も知りませんでした．

理解しがたい夫の行動

退院してからは，薬が合っていなかったのか1日中寝てばかりで，子どもたちも心配していました．何度か薬を調整して，やっと起きて過ごせるようになりましたが，重度の記憶障害，昼夜逆転，排尿障害，感情のコントロールができないなど，生活がさらにたいへんになりました．ご飯はつねに一膳目と思い込み，何度もお代わりをし，水分は1日4L，コーヒー，コーラ，ジュース，たばこなどの要求が強く，要求が通らないと怒るので，食器は寝るまで下げない，冷蔵庫には麦茶のみにする，コーヒーの砂糖はパルスイートに，コーラはゼロカロリーを準備し，夫が飲食して困るものは置かないなど，試行錯誤していました．たばこは少しずつ減らし，15年かかりましたが，いまは完全に禁煙できました．

自分が失敗したことは記憶にないので，他の人のせいにするなどし，とくに子どもとよく衝突していました．私は，何とか夫に自分の病気を理解してもらいたいと，口で説明したり，ノートに書いて説明したり，何度も繰り返していました．いま思えば，一番してはいけないことだったのです．私が懸命に説明している顔を見て，夫は私が怒っていると思っていたようです（※1）．私は仕事を増やして働いていましたから，帰ってくると家の中の物が壊れていたり，怒った夫が内側から鍵をかけ私が帰宅しても入れなかったりしたこともあります．また，空腹だったのでしょう．ジャガイモなどを直接ガス台に乗せて火にかけて黒焦げにしていることもあり，とても不安な毎日でした．部屋のガスはその時から止めて，母と妹が使っている1階の台所で調理することにしました．私がいないときは1階まで行き，母や妹と衝突することもあり，迷惑をかけることが多くなりましたが，発症前の夫は私の家族にとてもやさしかったので，がまんしてくれていました．

冬，夫は寒くなるとストーブの火力を最大にして，暑くなると今度は窓を全開にするなど，極端な行動が目立ちました．私は夫の気持ちを理解したいと思い，通信教育でヘルパーの資格を取りました．後には介護福祉士の資格を取り，夫の介護やいまの自分につながっています．

専門職コメント　※1

説明すること自体が問題というより，自分を世話してくれる人が厳しく接する理由がわからずに混乱したのだと思います．細かな説明，長い説明が理解できないことも理由でしょう．

その後，夫の機嫌がよいときに「どうしてそんなに怒るの？」と聞いたところ，「自分でもどうしようもないんだ……」と答え，本人もつらいことがわかりました．

脳腫瘍の再発で何度か入退院しましたが，3年くらいたった頃，夫の口から「自分に何かできることないかな？」という言葉がありました（p56の「夫の「働く」を支えることで，家族を支える」を参照）．すぐに区役所へ相談に行ったところ，「コロポックルさっぽろ」を紹介されました．名前は新聞で知っていましたので2人で見学に行き，通うことになりました．最初は送迎をしていましたが，そのうちバス停まで一緒に行けば，ひとりでも通えるようになりました．毎日同じ行動をするとインプットされやすいようです．途中下車して喫茶店に寄って帰ってきたときはびっくりしました．作業所でもらった工賃を使ったようです．記憶障害のため忘れることも多いのですが，その場，その場の判断はできました．もっと早く「コロポックルさっぽろ」に出会えたらよかったと思いました．

ちょうどこの頃，「妻の会」が発足し，私は夫の病気を親友以外にほとんど話していませんでしたから，同じ思いをしている人の多さに驚きました．最初は自分のことを話すだけでしたが，「こんなふうに対応したらよかったよ」「これはダメだったわ」など，他の人の体験談を参考にすることで，夫への対応もだんだんと変わっていきました．

そうすると，夫も落ち着いてきているのがわりました．「妻の会」で皆さんに会って，力をもらい，笑って帰れるのが，私の楽しみと力になっています．私は20年以上かかりましたが，私たちの経験が少しでも役立ってくれるとうれしいです．

トラブルを少なくするための工夫

夫は病識がなく，ひとりで外へ出て路上で転倒することや，何とか近所のコンビニまでたどり着いたものの帰れなくなり，自宅まで送ってもらうこともありました．コンビニの店長さんから「ひとりで来させないで」と言われ，目が離せなくなりました．夫の目的は，たばことジュースを買うことでした．財布がないと家中を探すようになり，たばこはしばらくやめられませんでした．そこで，たばこを発見しやすいように通路と出口に1本ずつ置き，本人が外へ買いに行こうとしたところでたばこを見つけ，ひとりで外出しなくて済むような方法を考えました．

2006年, 54歳で小脳梗塞を発症．左麻痺, 体幹障害で歩行困難になりました．何かにつかまらないとほとんど歩行できなくなり，戸外での歩行は難しい状態になりました．本人にとっては体が不自由になり可哀相ですが，介護している私は，勝手に外出しなくなることに安心しました．また，脳腫瘍のときは適用でなかった介護保険を利用できるので，サービスの選択肢が増えて楽になりました．夫は当初,「年寄りばかりで嫌」と言ってデイサービスに通うことを渋っていましたが,「病院のリハビリの続き」と説明すると，退院の翌日から通いはじめ，慣れてくるとショートステイにも挑戦できました．そのおかげで，私は夜勤もできる正社員として介護施設で働くことができ，自分にとってもよい経験になりますし，経済的にもずいぶん助かりました．

デイサービスやショートステイでは，すぐに手足が出る，怒鳴るなど，ずいぶん問題児だったのですが, 嫌がることはさせない,（糖尿病があるので）甘いコーヒーを希望したときは，持参したパルスイートで対応してもらうなどして, 何とか通えていました．仕事の都合で私のほうが10分早く家を出るため，夫はひとりで迎えを待つのですが，機嫌のわるいことが多かったようでした．その頃，私は一時退職し，朝，「行ってらっしゃい」と笑顔で送り出すようにしたところ，機嫌よく笑って出かけるようになりました．デイサービスの問題も少なくなり，機嫌よく過ごせる日が多くなっていきました（p56の「夫の「働く」を支えることで, 家族を支える」を参照）．よいケアマネジャーに恵まれたこともありますが，デイサービスとは連絡を密にして高次脳機能障害を理解してもらい,休みの日には，夫から「今日は何で行かないの？」と言うほどになりました．私たち夫婦の朝の笑顔は，本人のよい安定剤になるようでした．

入院が必要になったとき

入院には私もできるだけ付き添いますが，少しよくなると勝手に動いてしまうので，医師や看護師もたいへんだったと思います．いまは高次脳機能障害をわかっている医師や看護師が多いですが，最初に脳神経外科に入院していた頃は，他の入院患者とトラブルを起こし，個室の利用や早目の退院をすすめられることもありました．高次脳機能障害をもった人たちが安心して病院に行け，先を見通せたらいいのにと思いました．

加齢による変化

2016年頃から，夫は立ち上がり時や歩行時に転倒しやすくなり，ほぼすべてに介助が必要になりました．発熱すると何日もベッドから起き上がれず，病院に連れて行けなくなりました．母のかかりつけの医師のすすめで訪問診療を開始し，発熱したときも安心して対応できました．これまではがんばって2階で過ごしていましたが，生活の場を1階に移し，車椅子の利用も増えていきました．

2017年，夫は姿勢の傾きが強くなり，座位を保持することが難しくなりました．また，私も負担が大きくなり，腰痛で動けなくなったことがありました．そのときは，訪問医の助言で急遽入院しました．私の休養が目的で2，3日間の予定でしたが，入院翌日から発熱し，3カ月の長期入院となり，歩行リハビリを受け，退院できました．

2018年，発熱と血圧低下により緊急入院になりました．意識障害と誤嚥性肺炎と診断され，「何があってもおかしくない」と言われましたが，3日目に意識が戻り，主治医のすすめで胃ろうによる経管栄養になりました．そのとき，不測の事態の際に延命治療をどうするかについて家族で話し合ってほしいと言われました．それまでは私ひとりの判断で夫の病気に対応してきましたが，はじめて家族全員で集まって話し合うことができ，よい機会になったと思いました．

退院時には口からとろみ食が食べられるようになり，胃ろうは使わなくなりましたが，訪問医のすすめでそのままの状態で退院しました．

また，これまで夜中に多量の排尿，尿失禁があって，何度もおむつ交換をしていました．今回の入院で反対側の下垂体にも異常が見つかり，薬で夜間の尿量を調整するようになりました．これにより，夫も私もよく眠れるようになり負担も軽くなりました．

これまでの病歴をまとめると，以下のようになります．

- 1998年　脳腫瘍
- 2006年　小脳梗塞，脳下垂体機能障害
- 2007年　発熱，インフルエンザ
- 2009年　糖尿病
- 2010年　誤嚥性肺炎，蜂窩織炎，突発性難聴
- 2013年～2017年の間に数回　誤嚥性肺炎
- 2018年　誤嚥性肺炎，意識障害，胃ろう造設術

夫が病気になったことは残念なことですが，たくさんの方々の支援や助言，気分転換に付き合ってくれる友人，家族がいてくれる幸せを感じられてうれしく思います．私は退職後，コロポックルの家族会の手伝いをさせていただいています．これからも1日でも長く夫と自宅で過ごせるよう，私自身が心身ともに元気でいたいと思います．

事例3にかかわった専門職から……

[作業所でのご主人]

作業所に通いはじめたご主人はとても元気で，作業やゲームに積極的に参加していました．手先が器用で，作業を楽しんでいた印象

があります．メンバーやスタッフのことをよく見ていて，発言の鋭さとユーモアにしばしば驚かされましたが，時に相手を怒らせてしまうこともありました．

[病気の再発・重度化との付き合い方]

脳腫瘍は良性であっても，再発するたびに手術が必要で，心身が衰えていきます．ご主人は小脳梗塞を起こしたことが不幸中の幸いとなり，介護保険が適用されましたが，そうでなければ利用できる資源は限られ，家族ががんばれたかどうかわかりません．

奥さまからは，メールでくわしい病歴と受診歴を教えてもらいました．本文中でも触れられていますが，ご主人は余病をいくつも併発し，そのたびに医療機関にかかってきました．ご家族の負担はたいへんだったと思いますが，一方で，それによって支援の輪が広がり，入院の“実績”を積むことで，断られそうになっていた入院が可能になったり，精神科の医療スタッフが家族の話を聞いてくれたりするメリットもあったようです．余病併発や病状悪化は不幸なことですが，複数の医療機関と関係を維持し続けたこと，医療機関・福祉機関のスタッフと密に連絡を取り合ったことで，独自の支援体制を築いていきました．一時期，同居のお母さんも介護する負担がありましたが，お母さんの支援スタッフをご主人の支援体制に転用するなど，一度築いた信頼関係を上手に維持できています．

いまでは奥さまは，家族会，作業所のサポートスタッフとしてかかわり，なくてはならない存在となりました．逆境を逆手にとり，与えられることと，与えることを自然に同時にできる奥さまならではだと感じます．

4 事例4 いままでの夫と違う……生活そのものがリハビリテーション

［診断名］ 脳挫傷，頭蓋骨骨折，外傷性硬膜下出血，
び慢性軸索損傷（2003年）．
その後，閉塞性肥大型心筋症（難病）（2014年）
［発症時年齢］ 47歳
［発症時職業］ 自営業（建築関係）
［家族構成］ 妻（46歳，看護師），
隣家に夫の父（81歳）と母（77歳）

※年齢等は発症当時

いままでの夫と違う　様子が変……

2003年5月16日，自営業をしていた夫は，休業時に倉庫の上階から1階のコンクリートの床に転落しました．吹き抜け部分に長い梯子をかけ，ほぼ登り切ったあたりで足を踏み外したのです．近くにいた父親が物音に気づき，脳神経外科病院へ搬送されました．

病院では，脳挫傷，頭蓋骨骨折，外傷性硬膜下出血，び慢性軸索損傷，下肢骨折と診断されました．その後の詳細な検査で，前頭葉の広範囲，左側頭葉と海馬の一部が損傷していることがわかりました．救命処置によって命は助かりましたが，高次脳機能障害の後遺症をかかえることになりました．

受傷後4日目，ICUから病室に移動し，骨折以外に麻痺などの障害も

専門職コメント ※1

「命さえ助かれば」と願い，「手足が動いて話すこともできる」と喜んだ日こそ，リハビリテーションの起点です．のちに後遺症回復の限界に苦しんだときには，脳損傷前との比較ではなく，脳損傷直後の，その起点に感じた思いに立ち返ってみましょう．

みられず，ほっとしたのをいまも覚えています(※1)．しかし，声をかけないと，うとうと寝てしまう状況で，意識に波がある状態が続きました．

体に挿入された管が1本ずつ抜け，1カ月後には体調が安定し，左足の骨折手術も終わり，装具を付けて車椅子で移動できるようになりました．食事も自力で食べられるようになり，面会に行くたびにできることが増え，回復の速さはめざましいものでした(※2)．

約3カ月でADLはほぼ自立しましたが，この頃から，会話がかみ合わない，ひとつのことにこだわると修正できない，イライラしやすいなど，「いままでの夫と違う，何か様子が変だ」と感じていました．受傷直後，医師から記憶障害などの高次脳機能障害の可能性を説明されていましたが，それがどのような状態なのかイメージできませんでした．また，回復がめざましかったこともあり，これらの症状も「ある程度時期がきたらよくなるのではないか」と，回復への期待が高まっていました．

受傷後4カ月目,「ここまで回復したら, 後は自宅で生活することがリハビリです」と医師から説明され，退院となりました．

夫の退院後，私は仕事をしながら，通院やリハビリの付き添い，食事の支度など，慌しい生活でした．夫が仕事を再開するのは難しい状況でしたので，突然収入が断たれました．退院直前に医療相談室に相談したところ, 障害手帳は受傷から半年後, 障害年金は1年半後でなければ受けられないこと, すぐに使える福祉制度は何もないことを聞きました．「怪我で職を失うと生活の補償は何もないのか」とソーシャルワーカーに確

専門職コメント ※2

入院中は理学・作業・言語聴覚療法を実施しましたが，意識水準が正常に達した後は，指示の理解は良好で，予定表にしたがって車椅子を自走して各訓練室に来ることもできました．注意，記憶，全般的知能に軽度の低下はありましたが，日常生活はすべて自立レベルに達していました．

退院後，理学療法と言語聴覚療法は，作業所に通いはじめるまでの2カ月間程度，週1回実施．自分で車を運転してひとりで通院していました．

認したところ，精神通院医療（現，自立支援医療）が適応になるかもしれないとのことで，すぐに申請し，退院後から医療費の減免が受けられました．制度が申請主義であることは知っていましたが，知識がないと受けられないと思いました．

別人になった夫　不可解な行動

退院してからは2週に1回，脳神経外科に通院しましたが，そこではただ症状を聞かれるだけで，リハビリに関するアドバイスをもらえるわけでもありませんでした．

ひと晩中起きて，日中は寝る．また，2日眠らない日もあれば，まる1日眠っていることもあり，ただの不眠とは違うように思えました（※3）．受診のときにその状況を伝えると，睡眠薬がさらに強いものに変更されましたが，睡眠薬を飲んでも眠気を感じないため，夫はイライラしている状態でした．一方で，何かに夢中になると「寝なくてもいい」と言いだし，生活は乱れ，とくに通院日の朝の起床はたいへんでした．

私はフルタイムで仕事をしていたので，日中は夫ひとりで過ごしていました．刺激も少なく日中寝てばかりいる夫に，少しでも脳によい刺激を与えなければと考え，毎日の記録（起床時刻やその日の気分など）をつけて，市販の脳トレをし，週末には美術館や公園，家電ショップに行くなど，とにかく夫が好きそうな場所に連れ出しました．外出の後は食事をして帰るようにし，それを楽しみにしているようでした．

専門職コメント ※3

入院中は監視下で生活リズムがつくられていますが，退院後，仕事に就かない場合は，自由な開放感に流され，不規則な生活に陥る心配があります．リハビリテーションの一環として日課表をつくり，それに沿った規則正しい生活習慣を指導しますが，退院してしまうと本人の意欲は薄れがちです．とくに睡眠リズムの乱れは，眠くても決まった時刻に起きて朝食をとることを習慣化しなくては改善しません．

また，ごみをまとめる，新聞を片づける，掃除機をかけるなど，家での役割を本人と話し合って決めたのですが，結局日中は寝ていることが多く，ほとんどできない状態でした．せめても週末の外出だけでも続けようと，夫が興味をもちそうな外出先をいつも考えていました．

夫は言われるままに出かけていましたが，退院3カ月を過ぎた頃から，徐々にイライラすることが増え，感情が抑えられず興奮するようになりました（※4）．「今日着て行こうと思っているズボンをなぜ洗濯した」「俺の聞きたいことはそれじゃない」など，それも怒鳴るようなことではなく，ちょっと確認すれば済むことばかり．そのうち，「お前は俺をいつまで苦しめるのか！」と，部屋の壁や家具を殴る蹴るなど行動がエスカレートし，私は何が起こっているのかわからず呆然としました．途中で口をはさむと，さらに興奮する状態でした．お互いの主張や話はまったくかみ合わず，そんなときは途中で何かを言うのは逆効果でした．

しかし，余裕がないときは私も黙っていられず，ついひとこと言ってしまい，夫は大爆発．夫は自分を否定された，反論されたという思いを募らせていたようです．その後も，このような状態は続き，いったん興奮するとMAXまで行かないと収まらないといった状況でした．これはたいへんなことが起こっている……　興奮しているときの夫の顔はふだんとは別人のようで，直視できませんでした．夫のためにリハビリをしているつもりだったのに，それが真逆のことだったなど信じられない気持ちでした（※5）．

専門職コメント　※4

入院中からこだわりの強い特徴は観察されていましたが，退院後，感情制御の障害が出現し，しばしば発作的な攻撃的行動が観察されたようです．これは対人場面における関係を台無しにしてしまうなど，社会適応を阻害し，身近な人たちをも苦しめる，高次脳機能障害のなかでも過酷で重大な症状です．

また，夫は周囲の言葉に敏感になっている反面，相手の言葉の意図を考えられないことが多く，大事なこと，決めなければならないことがあっても，一緒に考えることができなくなっていました．

リハビリテーションは何をめざすのか

2005年4月，精神神経科を受診することになりました．不眠が続いていることは夫も自覚していましたので，すんなり受診に応じました．

受診の際，精神科医の前で夫はおだやかに世間話をし，一見ふつうにみえました．しかし，帰宅して覚えていたのは，会話の一部，それも雑談でした．日常生活では不注意が多く，物を置き忘れる，記憶が断片的で大事なことを覚えていない，どこかに出かけるには数日前から声をかけなければ準備できない，当日になって出かけられないこともたびたびあり，予定どおりにはいかないことばかりでした．

主治医にその状況を理解してもらうことは難しく，夫の前でエピソードを伝えると，本人には悪口を言われているようにしか聞こえず，イライラの引き金にもなりました．また，「自分は行きたくて病院に行っているのではない．何のために病院に行かなければならないのか！」と，通院を嫌がることもしばしばありました．はじめの頃は無理やり説得して連れて行きましたが，興奮が強くなり車の中で大騒ぎになったこともあります．ある日，夫が行きたくないときは無理に連れて行かず，私ひとりで病院へ行き，ふだん相談できないことを主治医に伝えられるチャン

専門職コメント ※5

退院後，家族には，障害者を支えながら生活を再建していくために長く続く試練が待ち受けています．そのため，家族自身のストレスを軽減し，心の健康を維持する必要があります．家族会で諸先輩の体験談やアドバイスを聞く，また，障害に向き合う家族が陥りやすい問題とストレスへの対処について，ウェブサイトや書籍[1〜3]にヒントをもらうなど，自分を追い詰めない工夫が大切です．

スだと考えることにしました．そう思うと気持ちが楽になりました．

退院後は高次脳機能障害の作業所にも通っていました．週1回から始めて，多いときは週４～５回通いました．自分の都合で通うスタイルでしたが，朝起きられない日や，「朝起きられなかったら困るから」と，一睡もせずに作業所に行く日もありました．通所では，廃油石鹸作りをしていましたが，その作り方に納得できず，インターネットで手順を検索，道具もネットで購入し，石鹸を自作していました．洗浄能力がより優れていると施設職員に訴えましたが聞いてもらえず，そのうえ，他の通所者とのトラブルがあり，それを制止した職員と言い争いになり，興奮状態が収まらないことがありました．その頃，高次脳機能障害の評価入院が決まり，それをきっかけに通所は中止になりました．

その後は，精神科医と相談し，病院内の精神科作業療法に月２回通うことになりましました．パソコン操作を教えてもらうことをきっかけに半年ほど通いましたが，「通ってくる人がおしゃべりばかりして何もしていない」と不満をもちはじめ，スタッフとも何度か話し合いましたが，通う回数も減り，中止になりました．また，精神科では心理・知能・記憶・注意力などの検査を実施しましたが，短時間は集中力が持続できるので，いずれも正常範囲内という結果でした．

夫を見ていて，周囲の言動にとても影響を受けやすいことがわかりました．脳の興奮で睡眠のメカニズムが乱れ，夢のなかでも興奮して大きな声で寝言を言うなど，良くもわるくも刺激に対する耐性が低いため，日常生活に影響を与えているようでした（※6）．ほとんど自宅で過ごすようになってからは，私のちょっとした言動にイライラし，深夜にも大声を上げるため私も眠れないことが多くなり，いったん退職して生活を立て直すことにしました．

興奮しないように刺激を避けることが必要でしたが，このまま自宅で過ごすことがよいとは思えず，しかし，どこか通える場所があるのかわかりませんでした．以前通っていた作業所の職員が，何度か自宅に来て話を聞いてくださいましたが，夫はその必要性がわからず断っていました．

私は，リハビリのゴールはどこなのか，もとの生活には戻れないことは明らかですが，どこに向かえばよいのかがわからなくなりました．

新たな生活の一歩

受傷後３年目を過ぎた頃から夫は，いつもではありませんが，なんとなく変わった自分に気づくようになりました．ある日，興奮したときのことを夫に聞いてみたところ,「イライラしたときにまわりでごちゃごちゃ言うので，ますます腹が立つ」「怒りだしたときは自分でもどうすることもできない」と言うのです．おだやかなときはこのように意識できますが，興奮するとそれを思い出せません．また，興奮したきっかけや内容は，興奮が冷めたときにはまったく覚えていないことが多く，大声を上げた後は，本人はすっきりしているのです．私のほうがそのときの不快な感情を引きずっていることが多く，気持ちのやり場に困りました．そのようなときは，席を外して，洗濯や掃除をする，買い物に行くなどして，自分の気持ちを切り替えるようにしていました．

次に，私が仕事に出るためには，食が自立することが必要でした．退院当初は空腹になったらがまんできず，時間に関係なく満腹になるまで菓子類を食べる状態でした．そこで，昼食をひとりで食べられるよう弁当を準備して出かけ，それができるようになったら，準備しておいた食べ物のなかから自分で選ぶというように，食事の方法を段階的に進めて

専門職コメント　※6

高次脳機能障害をもつ人の多くは，言葉に表現できなくとも，早期から自分の言動に問題があることをなんとなく気づいています．わかっていても障害に支配された状態に陥り，また同じような失敗を繰り返してしまい，まわりから疎んじられ，やがて人が去っていき，自尊心の傷つくつらさ．睡眠中に怒声を上げるのは，夢のなかでもその苦しさと闘っている可能性があります．

きました．しかし，本人の注意力をカバーするためにメモを添えても気づかないことや，冷蔵庫に食べ物を準備しても，蓋付き容器で中が見えないと探せないことがわかりました．そこで，冷蔵庫の一角を夫専用のスペースにし，ガラス容器を用いたり，皿にラップをかけて中が見えるようにしたりすることで，見つけられるようになりました．

私が数日家を空けることもあるので，作り置きした食べ物で1日過ごす練習もしました．1泊2日のときには，2日分の食事を1日目に食べきり，後はカップ麺やパンで過ごしていることもありました．いまは2〜3泊なら，準備があればひとりで過ごせるようになりました．家を空けることは私の気分転換になり，帰宅後は夫にやさしい言葉をかけることもできました．

いまでも，冷蔵庫を確認せずに「何も食べる物がないので，ご飯に塩をかけて食べた」と言うことがありますが，「食べたのなら，まあいいか」「夕食でバランスがよいものを食べられれば何とかなるか」と，楽観的に考えるようになりました．ここまでに6年という期間を要しました．

うまくいかないときは，本当にこれでよかったのか，専門職ならどんなアプローチをするのだろうか，もっと有効な方法があったのではないかと思うことがあります．また，習慣的にできていることが，ちょっとのことでできなくなる，今日できたことが必ずしも次にできるとは限らないことなど，ハプニングはいまも続いています．

親の介護問題

夫の受傷からずっと見守ってくれたのは義父（夫の父）でした．隣家に夫の両親が住まい，認知症の義母の介護をしていました．食事は多めに作って運び，週末は両親を車に乗せて買い物に行くような生活をしていました．

義父には受傷してからの医師の説明をすべて一緒に聞いてもらい，夫のふだんの生活様子などをよく話しました．私の話をただ黙って聞き，

「本当に困ったやつだ」と言ってくれたのが救いでした．

その義父は，2014年に誤嚥性肺炎により急死しました．義父の葬儀の準備をしているとき，夫は一切かかわろうとしませんでした．夫にとっては厳格な父親だったようで，そのことへの不満が次々と湧きあがり拒否状態で，葬儀にも出席しませんでした．いまでも何かのきっかけで厳しくされたことを思い出して不満を言うので，聞いているだけでつらくなります．夫も気持ちの切り替えが難しかったのでしょう(※7)．

私は近くでいつも見守ってくれた人がいなくなり，ぽっかり穴が開いた状態になりました．

加齢と将来のこと

夫の通院は，精神神経科と循環器内科です．高次脳機能障害の評価入院では本人のイライラが強く，退院予定日までがまんできず，周囲の制止を振り切り帰ってきてしまいました．同じように，通院でも待ち時間が長いと，がまんできずひとりで帰ってしまうこともあります．

2014年，夫に不整脈（頻脈）が頻発しました．そのうち大きな発作があり，循環器内科に2度入院し治療することになりました．発作は大きなもので，本人も不安だったと思います．入院を無事終えられるように，病院の看護師に，夫の対応方法がわかるような文書を渡しました．入院のたびに，治療が最後まで受けられるか祈るような気持ちです．嫌な体験をすると次に結びつかないので無理強いはできず，本人が納得できる落としどころを見つけることが必要でした．

専門職コメント ※7

亡父は愛息を心配し続け，奥さまに申し訳ないと思っていたのでしょう．ご主人がいまでも厳しくされたと恨み訴えるのは，亡父に対する悔いの裏返しかもしれません．高次脳機能障害では，失敗した出来事をいつまでも引きずって悪循環に陥るのを防ぐため，感情のリセットが大切です．亡父がいかにご主人を愛し心配していたか，納得できるまで繰り返し話し合ってみましょう．

2020年，受傷後17年が経ち，夫は64歳になりました．受傷からの時間の経過や薬の効果，私が対応をわかるようになったこともあり，以前のように大きく興奮することは少なくなりました．

日常生活では，トイレ以外は自分の指定席に座ってパソコンでネット検索をしたり，洋画やスポーツ番組，音楽を視聴したりして過ごしています．これから年齢的にも通院や治療が必要になるでしょう．私が動けるうちはいいですが，それが厳しくなったとき，誰がどのように医療機関へつなげていくのでしょうか．私が直接動かなくても済むような準備として，夫の情報は「パーソナルノート」(p140，COLUMN2を参照）にまとめました．同時に，私自身のパーソナルノートも作成しました．何かあれば，この1冊でわかるようにしたことで私自身の安心になりました．

もし，あの事故がなかったら，どんな夫婦になっていたのだろうかと思うことがあります．以前はお互いのやりたいことや趣味を尊重し，連休には旅行やドライブに出かけるのが定番でした．その定番は変わってしまいましたが，たくさんの仲間に出会い，経験してきたことからたくさんのことを学びました．

また，日々の生活は手抜きだらけですが，自分のモチベーションを維持するために，出張の後に仲間とちょっと足を伸ばして，おいしい物を食べる，きれいな景色を見るなど，自分へのご褒美と息抜きを組み込みながら過ごしています．その大切さに気づかせてくれたのは，同じ経験をした妻たちです．この障害をきっかけに出会った人たちの存在は，私の支えになっています．

夫にも少しでも楽しみを見つけ，おだやかに過ごしてほしいと考えています．

ここに記したのは私が体験したことです．高次脳機能障害者は一人ひとり症状も違い，異なった困難をかかえています．生きにくさを感じながらもいろいろ工夫し，補いながら，たくましく生活している人もたくさんいます．少しでも高次脳機能障害をもつ人にかかわる方々の参考になれば幸いです．

事例4にかかわった専門職から……

奥さまは，ご主人が作業所に通いはじめたことをきっかけに家族会の活動にかかわり，積極的に活動しています．その一方で，ご主人は，就労はおろか，作業所にも精神科デイケアにも通えなくなり，趣味のバイクとその仲間からも遠ざかり，友人・親族との関係も冷え，意欲が低下して引きこもった生活に陥りました．
「後遺症は軽く，自立できるレベル」と診断されて退院したご主人に出現したのは，高次脳機能障害のなかでもっとも治療が難しく，家族を苦しめ，社会適応を妨げる社会的行動障害です．具体的には，第一に，さまざまな場面でのこだわりが強く，想定外の状況に柔軟に対応することが困難です．このこだわりの強さが対人関係に悪影響を及ぼし，次第に疎んじられる原因となりました．第二に，些細なことへの苛立ちが徐々に激しい怒りや攻撃的な言動へと増幅しやすく，いったんそうなると制御が難しくなります．また，過去の失敗体験や不快などの感情が何かのきっかけで思い出され，怒りだすこともよくあります．

私は，夫妻と断続的な交流があります．作業所での対人トラブルや奥さまへの暴言が始まった頃に，ご主人本人から「どうしようもなくなって自殺しようとしたら，妻が泣いて止めた．心配され，こんなにも愛されていたことに気づいた」というメールをもらいました．退院後すぐに就労できると思っていたのに叶わず，次第に孤立していく日々．そのなかで，かけがえのない妻としての奥さまの存在をあらためて感じた瞬間だったと思います．

受傷前と異なる自分に気づいてはいても，どんなふうに違うのか，何が問題なのか，どうしたらトラブルを起こさずに対人関係を築けるのかは理解できません．理解を深めるために必要なのは，同じ障害をもつ人たちも含む他者との交流であり，自分の障害に関する率直な対話です．

奥さまは「本人の回復のために」と高次脳機能障害について学び，家族同士の交流を深めました．けれども，自分の妻が障害について話すことや，まわりの人たちにはたらきかけることが，ご主人には苦痛で，攻撃的な言動につながっています．他者の言動に感情的になることが，この障害の特徴なのですから，再び社会の一員として生きていくためには，比較的おだやかでいられる集団への参加から進めることが大切です．

高次脳機能障害をもつ人と家族にとって，リハビリテーションは，生活そのものといえます．毎日の生活にゴールがないように，慢性期のリハビリテーションは，置かれた環境で地道に努力と工夫を積み重ね，目に見えないほどの変化を生み出していく，その繰り返しです．その繰り返しのなかで，いまここに生きる，かけがえのない“私たち”を肯定できるようになる過程こそがリハビリテーションです．

5 かかわった専門職から，かかわる専門職へのメッセージ

1. 医療機関に向けて

4つの事例での予後の伝え方をみて，「もう少し違う伝え方はできなかったのか」と思うことがあります．表現の問題もありますが，医療の仕組みによって起こっていることもあると思われます．

(1) 予後の伝え方とタイミング

「仕事は無理」，あるいは「軽いので大丈夫」と，早い段階での予後予測が家族を不安にさせたり，リスクを過小評価したりしています．とくに脳外科病棟では3カ月ほどのかかわりとなるケースも多く，退院後は1年に1度の経過観察程度となるので，長期の予後や，日常生活への具体的な影響を知るのが難しい立場です．

把握できる情報のみ，すなわち，1カ月後，3カ月後の状態について情報を伝え，その後については，次の医療機関やリハビリ機関での評価に委ねるのが望ましいかもしれません．

(2) 他の医療機関・リハビリ機関との連携

長期にわたって患者と家族を支えるために，診療科どうし，医療機関どうしの連携が必要です．回復過程が長期にわたることが共通認識となり，脳外科で治療を受けている間に，次の医療機関やリハビリ機関への橋渡しができていれば，脳外科医が予後の告知を急ぐ必要もなくなりますし，家族や関係者は見通しが立つことで不安が軽減します．

初期にかかわった医療機関では，退院後の経過を把握することが困難なのです．そこで，各ケースの退院後の長期経過を情報共有できる仕組みがあれば，初期段階で職場などから意見を求められた場合，同様のケースを参考として伝えられるようになるのではないかと思います．

2. 就労を支援するスタッフに向けて

労働年齢の夫・父親が受傷すると，家計の変化（収入の減少）と家族

内役割が変化します．この2つは関連しながら家族一人ひとりに影響し，家族全体がその時々にどのようにあるべきか決断を迫られるのです．とくに妻の負担が過重になり，それに対する支援があまりにも少ないことが調査[4)]からわかりました．

(1) 家計の変化・家族内役割の変化

いずれの事例でも，妻が家計を支える役割を担うことになりました．さらに，妻は，経済的な責任だけではなく，子育てや老後の計画，親の介護，引越し，リフォームなど，本来なら夫婦で話し合い，協力して決める家庭の運営をひとりで担います．そして，子どもに対する父親役割も，妻が兼任することになります．夫・父がいない家族という形に家族全体が変化せざるをえなくなるのです．

さらに，“妻＝支援者，夫＝被支援者”という新たな関係が生まれます．夫が就職していたとしても妻の負担は大きく，就職していることで要介護者とみなされない夫をもつ妻を支える制度はまったくと言っていいほどありません．また，育児や親の介護により，夫の優先順位が低くなることへの罪悪感に悩むのも，妻ひとりということもしばしばです．

(2) 夫の「働く」を支えることで，家族を支える

家庭内での変化に対して福祉職ができることは限られ，障害者総合支援法では，夫への就労支援がおもな支援内容になっています．

労働年齢の夫にとって働くことの意味は，①家の外に活動の場があること，②社会のなかに役割があること，③家計に経済的な貢献をできること，にあると思われます．働くうえで何を重視しているかには個人差がありますが，たとえ認知能力が低下していても，自分の役割が失われたことは感じることができます（p38,「自分に何かできることはないかな？」事例3のご主人）．受傷前とまったく同じ役割を果たすことは難しくても，できるだけ近い役割を担っていると感じられるように支援することが，福祉職のできることです．

しかし，就労支援の制度にも改善すべき点があります．事例1のよう

に，ジョブコーチなどの制度は公務員を対象としていません．休職中の人が就労継続支援B型事業所を利用しようとしても，申請窓口で受け付けてもらえないケースもあり，事業所からのはたらきかけが必要です．さらに，就労している人が余暇に利用できる社会資源も限られます．事例1でみたように，家族と時間を共有することが難しい人の余暇を支援する制度があれば，本人の機能維持と家族の負担軽減に役立つでしょう．

3. リハビリテーション・スタッフに向けて

高次脳機能障害は，それぞれの人がもつ本来の認知機能および人格の上に出現するため，症状は千差万別です．くわしい評価を実施して障害構造を明らかにしたうえで，治療を進める際には眼前の人に向き合い，どこまでが本来の能力であり，その人らしさなのかを推し測りながら，認知システム全体にはたらきかけるアプローチが大切です．

また，それぞれの専門領域における知識・技術・経験をいかして共有し合う職種間連携が，効果的なリハビリテーションには欠かせません．たとえば，コミュニケーションへのアプローチを専門とする言語聴覚士は，会話を活用して本人が生活上の問題を言語化し，障害を自覚するよう促すことで，リハビリテーション全般への意欲向上につなげられる可能性があります．

さらに，臨床ではみえにくい生活場面における症状や問題点を知るために，家族の話にも耳を傾け，障害との“闘い”と訴える家族と本人が平穏な日常へ向かうよう支援できる専門職でありたいものです．

《文　献》

1）広島県高次脳機能障害地域支援ネットワーク：高次脳機能障害とともにご家族の方へ．pp27-32．https://www.rehab-hiroshima.org/kojino/doc/
2）柴本　礼（2010）：日々コウジ中　高次脳機能障害の夫と暮らす日常コミック．主婦の友社．
3）柴本　礼（2011）：続・日々コウジ中　高次脳機能障害の夫と暮らす日常コミック．主婦の友社．
4）中高年の高次脳機能障害者と家族における就労生活支援ニーズに関する調査研究．北海道政務調査費（2018）．

COLUMN1

高次脳機能障害とコミュニケーション

円滑なコミュニケーションの難しさ

会話の場面において，次のような経験はありませんか？

話す側として 適切な語句・表現が出てこない，順序立ててわかりやすく説明できない，相手がゆっくり聞いてくれない，場にそぐわないことを言ってしまう，話の本筋から脱線してしまう，こちらの意図を理解してもらえない，くどくどと同じ話を繰り返してしまう，など

聞く側として 聞き取れない，込み入った内容なので理解できない，話の展開についていけない，記憶が追いつかず途中からわからなくなる，など

会話場面の背景 眠い，疲れている，緊張感，怒り，興奮，集中できない，気持ちが落ち着かない，など

これらは，私たちの誰にでも起こりうるコミュニケーションの障害です．話がうまい，口下手など個人差はありますが，自分が意図するすべてを相手に伝え，相手の意図すべてを理解できる会話は実現不可能ともいえるでしょう．

高次脳機能障害におけるコミュニケーションの特徴

言語機能そのものの障害である失語症については後述します．失語症以外の高次脳機能障害においても多くの人にコミュニケーションの問題が起こります．なぜならコミュニケーションは，意識の清明な状態で，集中力，思考，記憶，知識と語彙，喚語（使いたい語を思い出す），感情制御機能，さらには，そのときの精神状態を総動員して行う全人的な活動であるからです．

高次脳機能障害をもつ人のコミュニケーションには，冒頭にあげた問題が頻繁に生じ，私たちがふだん体験するコミュニケーション上の問題が，より強く出ているとも解釈できます．そして，とくに怒りなどの感情制御困難に伴う攻撃的言動は，しばしば，それまでの良好な関係を台無しにしてしまいます．また，こだわりが強く，本人の関心事を延々と

繰り返し話すため，聞き手がうんざりして次第に遠ざかってしまったという事例も多くあります．

本書の第3章では，日常生活における具体的なコミュニケーション上の問題とその対応策について，多数の具体例があげられており参考になります．

失語症

失語症は高次脳機能障害のひとつであり，大脳の言語中枢および言語中枢と連携する神経系に損傷がある場合に出現する，言語機能の障害です．失語症の原因は88%程度が脳血管障害で，他には，脳外傷が4%，脳腫瘍が4%などとされています[1)]．

失語症では，脳の損傷部位により多様な言語症状が観察されますが，症状が「うまく話せない」ことだけに限られる場合はほとんどなく，「話す」「聞く」「読む」「書く」「計算」の言語側面すべて，または複数に障害が現れます．

わが国の失語症に対するリハビリテーションは，他の高次脳機能障害に先駆けて1960年代から始まり，言語聴覚士が担う評価・治療法もある程度確立しています．ただし，もとどおりの言語機能を取り戻せる例はごくわずかで，残された言語機能をいかに活用してコミュニケーションを図るかを含めて，言語聴覚療法を進めます．

社会的場面におけるコミュニケーション

職場や公的機関，銀行窓口，病院受診などでは，限られた時間内に効率的で正確な意思伝達が求められ，高次脳機能障害の人たちの多くが苦手とする場面です．

聞き手となる担当者が根気よく拙い話を聞き，配慮してくれる可能性は低いのが実情ですから，援助する人やメモ・手帳・録音装置などの補助手段が必要でしょう．たとえば，COLUMN2（p140を参照）の「パーソナルノート」は，各種手続き，病院受診，支援者へ説明を行う場面などで，正しい情報を効率よく伝える助けとなります．

コミュニケーションを楽しむ

皆さんは今日，コミュニケーションを通して何人と共感し合えましたか？　会話場面で私たちは，相手によって話しやすかったり，話しにくかったりします．高次脳機能に障害をもつ人の多くは，コミュニケーション上の失敗体験を繰り返すうちに苦手意識が強くなり，話しやすい相手は次第に限られ，ほとんど会話のない生活に閉じこもってしまうという悪循環に陥ることもあります．

山田[2]は，自らの高次脳機能障害の体験を通して，回復には“会話”の量と質を確保することが，暮らしのなかのリハビリテーションとして重要な方法と述べています．

コミュニケーションの機会は，高次脳機能を柔軟に効率よく働かせると同時に，会話を通して湧きあがる感情を制御する練習にもなり，生活場面での重要なリハビリテーションといえます．さらに，コミュニケーションを通して他者と共感し合うことは，障害とともに生きていくための自信回復につながります．高次脳機能障害をもつ人たちのまわりに，対等な立場でじっくり聞くゆとりをもって向き合う人が増えること，そして，互いの心が触れ合う会話と笑いのある毎日を望みます．

〈文　献〉

1) 種村　純，他（2016）：高次脳機能障害全国実態調査報告．高次脳機能研究，36：492-502．

2) 山田規畝子（2013）：高次脳機能障害者の世界．改訂第2版，協同医書出版．

第3章

夫とおだやかに
暮らす知恵
夫の行動研究から

「夫の突然の不可解な行動に驚いた」という声をよく聞きます．

その行動の理由がわかるときもあれば，わからないこともしばしばです．家族は何が起こっているのかわからず，「病気や怪我がよくなれば，いつかはもとに戻るのでは」と考え，試行錯誤しながらかかわってきました．入院中にはみえなかったさまざまなエピソードに，どう対応してよいのか，また，どこに相談したらよいのかわからず，戸惑っています．

高次脳機能障害によって起こる，記憶障害，注意障害，遂行機能障害，社会的行動障害などの症状は，その時々の環境や状況，また，本人の性格や心身状況などの影響を受けて，日常生活のなかに現れます．

この章は，家族会ポロミナ（妻の会）で話題になった日常生活の困りごとを取りあげ，家族が日頃から工夫してきたことや対応のヒントをまとめたものです．原因は一人ひとり異なり，ここで取りあげたことはほんの一例ですが，これらを参考にそれぞれに合った方法をぜひ見つけていただきたいと思います．

さらに，実際に脳神経疾患患者の看護や，高次脳機能障害者や家族の相談支援に長年にわたり携わっている専門職の２人の先生に解説を添えていただくことで，それぞれの工夫や対応のヒントが客観的になり，私たちや読者の皆さまの視野を広げることができるのではないかと考えました．

ポロミナ編集部一同

1 日常生活編

1. 食事に関すること

①食べたことを忘れてしまう.
②食事制限したいのに，何度もおかわりする.

対応のヒント

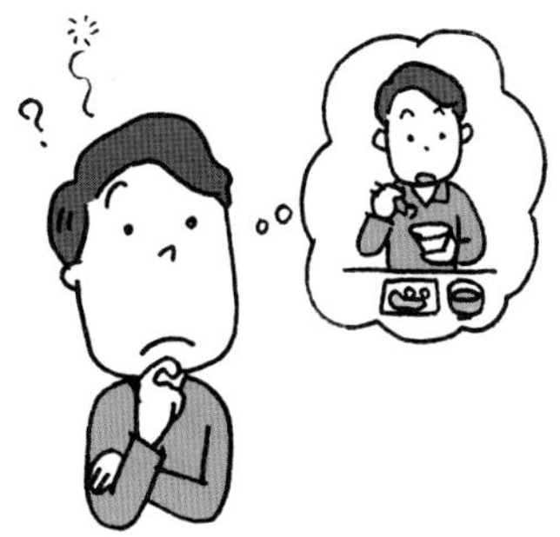

- 忘れたことを追及しない.
- 食べ終えた食器をそのまましばらくテーブルに置いておく（食べたことを見てわかるように）.
- 茶碗をひと回り小さいものにする．満腹を感じやすいように汁物を先に出す.
- 大皿で料理を出さず，一人分ずつ取り分けて配膳する.
- 食べて困る物は買い置きしない.

▶▶ ポロミナ解説

食事を制限したくても，どれくらい食べたのか記憶に残らないこと，調節が難しいことから，つい食べ過ぎてしまうことがあります．ほどほどで止めることが難しく，食べ過ぎてしまうのです．満腹を感じにくい方もいます．制止するだけでは，本人には否定された感覚だけが残り，逆効果です．また，「○△×がダメ」などの禁止言葉では，本人は何をしてよいのか見当がつきにくいので，してほしいことを伝えるほうがよいようです．食べ終わった食器はテーブルにそのまま残して，本人が見て確認できるようにする，食べて困る物は買い置きしないなどの工夫が必要です.

1. 食事に関すること

③冷蔵庫の中の食べ物を探せない.

❗ 対応のヒント

- 冷蔵庫の中に本人のスペースを決める.
- トレイにセットした状態で冷蔵庫に入れる（茶碗をセット, 副菜にはラップをかけて）.
- 中が見える食器や容器, いつも同じ食器や容器で保存し, 目につきやすい工夫をする.

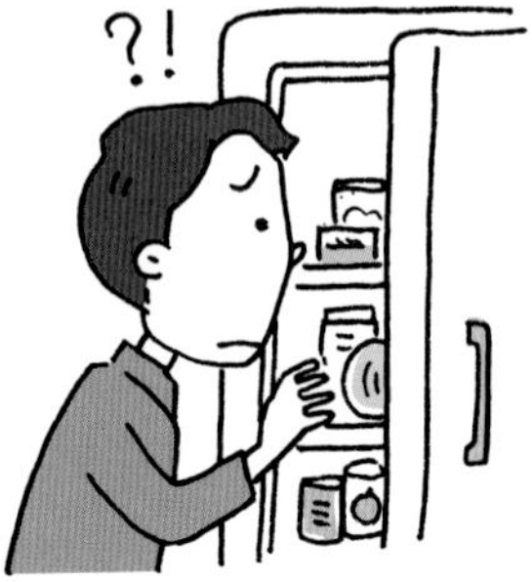

▶▶ ポロミナ解説

夏場は食中毒の心配もあり，食品を冷蔵庫に入れますが，本人が気づかないと，見つけられません．深めの食器や蓋つき容器は，見落とすことが多いようです．本人は「中が見えないのは, ないのと一緒だ」と言います．

そこで，冷蔵庫の中段の棚ひとつを本人専用のスペースにするとよいでしょう．本人用のトレイに食事と食器をセットし，そのまま出して電子レンジで温められるようにしておけば，出し忘れを防ぐことができます．

食事は毎日繰り返される行為です．すべてをひとりでするのは難しい場合もありますが，冷蔵庫から自分で出す，鍋から食器にうつすなど，食事に関する一部に参加できるように工夫をしてみましょう．

1. 食事に関すること

④多機能な電子レンジや家電製品は使えない.

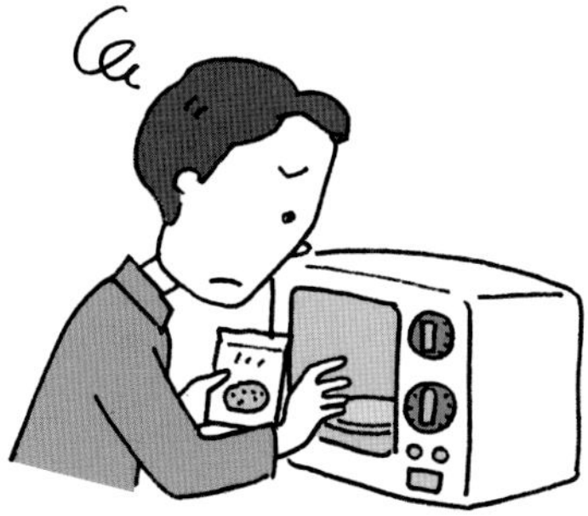

対応のヒント

- できるだけ機能の少ない機種や，いままでと操作が似た機種を選ぶ.
- レンジに操作手順の番号を目立つようにつける.

▶▶ ポロミナ解説

最近は多機能な電子レンジが多く，使いこなすことが難しいため，買い替えるときには要注意です．操作手順がわかりやすいように番号をつける，使用しないボタンはテープで隠しておくなど，操作がシンプルにわかりやすくなるように工夫しましょう.

ひとりで食事できることは生活の基本です．何があれば安全に食事できるか，無理であれば別の方法で工夫するなど，確認しながら実施することが重要です.

少し時間がかかりますが，これこそが生活に即したリハビリテーション（以下，リハビリ）です．ひとりで食事できると，本人の自立度が上がり自信につながります．その結果，家族が長時間，家を空けられるようにもなります.

1．食事に関すること

⑤食事前にイラッとしたら，怒りだして食事を食べない．
⑥メニューを変えたら怒りだす．

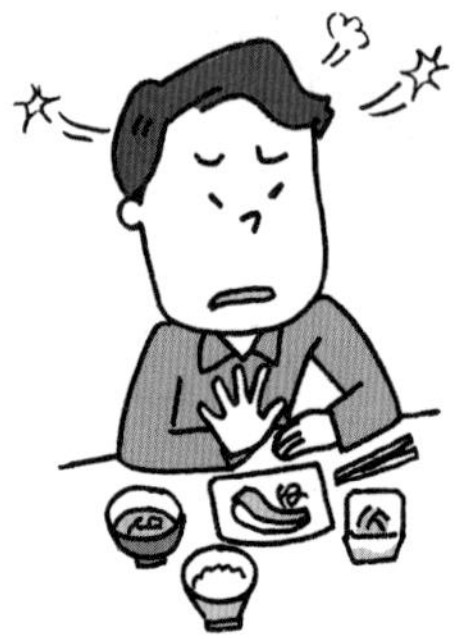

対応のヒント

- 怒りだして食べないときは無理強いせずに，空腹になって食べるまでそのままにしておく．
- 本人は食事を期待して待っているので，ほぼ出来上がってからメニューを伝える．

▶▶ ポロミナ解説

本人はさまざまな場面で，急な変更に対応する力が弱くなっています．とくに食事は楽しみにしていて，思い入れもあるので，本人にとって大切なことなのです．

感情のコントロールが難しく，“ささいなこと”と思われることも本人にとっては大問題です．クールダウンするのを待ってから対応を考えましょう．

家族（支援者）はひと呼吸おいて不快な感情をため込まないようにしましょう．

↳ p81，食事に関する専門職からのコメント

2. 買い物・調理に関すること

①買い物で食品を選べない.

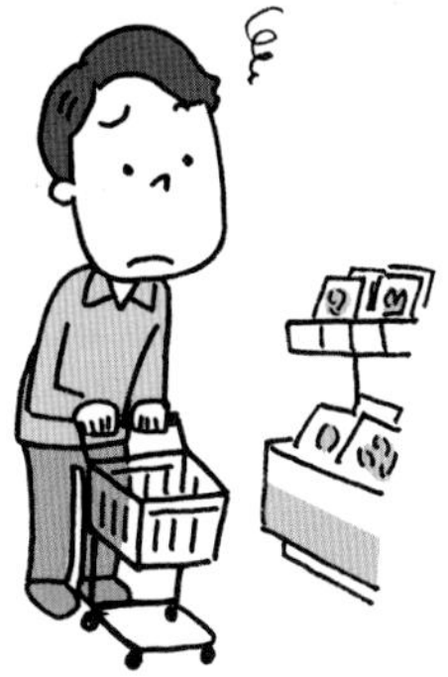

対応のヒント

- 選択肢を２～３個に絞って提案して，選んでもらう.
- 「何を食べたい？」というあいまいな質問を避け，YES か NO で答えられる質問にする.
- 同じ物を探しやすいように空き箱を持参する.

▶▶ ポロミナ解説

物を選ぶとき，決めるときは，いままでの経験を参考に判断しています．商品がたくさん並んでいるスーパーマーケットなどでは，情報が多すぎて比較対照が難しくなります.

選択肢を少なくして「アンパンとメロンパンどっちにする？」などの二者択一にするか，「今日は牛乳を買う？」などのYESかNOで答えられる質問にして，混乱を防ぎましょう.

情報を得てから判断するまで時間がかかるようになっています．本人のペースに合わせて，自分で決めることが大切です

ひとりで買い物できるように練習することも必要です.

2. 買い物・調理に関すること

②食器洗いが不十分と伝えたら，洗わなくなった．
③調理の手順を突然変え，一度失敗したら二度と作らなくなった．

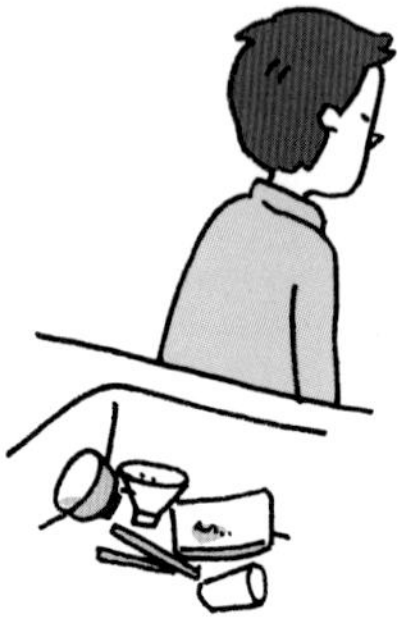

対応のヒント

- 失敗する前に修正し，失敗したことを責めない．
- 「××がダメ」ではなく，「○○にして」と伝える．
- 第三者の力を借り，手順の見直しを検討する．

▶▶ ポロミナ解説

本人も何かおかしいと感じていますが，実際に取り組んでいるときには自覚しにくいものです．そのため，失敗してしまったことを振り返って，行動を修正することが困難です．

さらに，うまくいかないことがイライラの引き金になることもあります．失敗体験の多くは，その後の行動全般に影響します．指摘されると「注意された」という不快な感情が残り，その行為自体ができなくなる場合もあります．

本人ができる経験を積むことが必要です．それぞれに合った方法で実施できるように手順を検討しましょう．

2. 買い物・調理に関すること

④調理中にガスの火を消し忘れる.

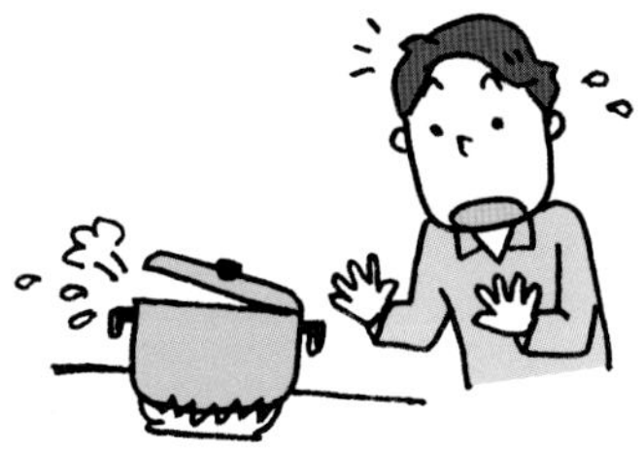

対応のヒント

- 電子レンジや湯沸し用電気ポットを活用する.
- 温度センサー付きのガス台や電磁調理器など，安全装置のある機種に交換する.
- 火をつけたときは，タイマーをセットする.
- ガス台の前に椅子を置いて，火をつけたら座って待ってもらう.

▶▶ ポロミナ解説

「ガスには気をつけなければ」と思ってはいても，“気持ちが他のことに向くと，それまでしていたことを忘れる”などの注意や記憶に障害がある場合は問題です．万が一，その場を離れてしまっても，自動消火するなどの安全策を考えましょう．できればガスを使わなくても済むようにすると安心です．

ひとりで困らないために，電子レンジや電気ポットの使用が可能か確認しておくとよいでしょう．

↳ p81,買い物・調理に関する専門職からのコメント

3．着替え・洗濯に関すること

①季節に合わない服を着ている．
②同じ服を何日も着続ける．面倒がって着替えない．

❗対応のヒント

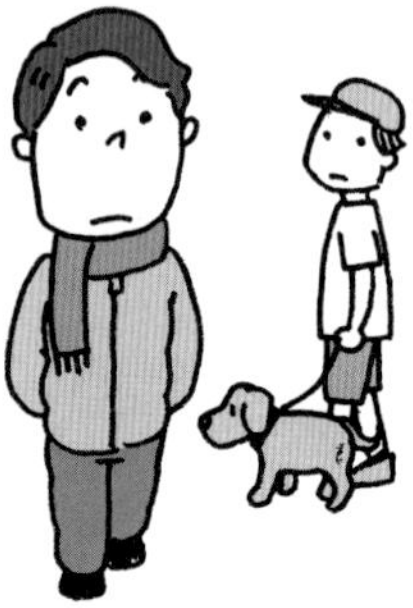

- 数字に注目できる場合は，気温をもとに服を選ぶルールをつくる．
- 引き出しに「夏物」「春秋物」「冬物」と書いたラベルをつける．
- 同じ服にこだわりがある場合は，同じような服を何枚か用意しておく．
- TPO に合わなくても差しさわりなければ，本人の意向を尊重する．
- そのときに着るもの以外は目に入らないようにする．外出用，自宅用で衣類を分ける．

▶▶ ポロミナ解説

適切な服装を考えるには，気温の変化や天候，組み合わせ，行き先の都合など，複数の条件に合わせる必要があります．

暑さ，寒さを感じにくい場合や，体温調節が難しい場合もあります．また，室内を暖かくしていると，冬でもそのまま外に出ようとすることがあります．夏に厚手の服を着て汗をかいていることもあり，冬は風邪をひかないか，夏は熱中症にならないかと心配になります．気候や気温のことが意識されない場合は，当日に「昨日は寒かったから，今日は長袖にしよう」などと判断情報を伝えるとよいでしょう．

家族が準備したほうが早いですが，自分で選んで決めることは脳のリハビリのひとつと考え，本人が選びやすいような工夫をしましょう．

3. 着替え･洗濯に関すること

③服の汚れや破れを気にしない，気づかない．
④１日に何度も着替える（着替えたことを忘れる，気になって着替える）．

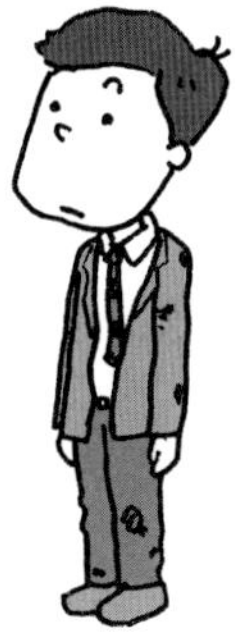

対応のヒント

- 汚れや破れなどに注意が向かない場合は声をかける．
- 洗濯する日を決め，着替えの声をかける．
- 着替えのルール（帰宅時，入浴前，寝る前，起床時など）をつくる．

▶▶ポロミナ解説

着替えは本人の優先度が低く，気にとめない，注意が向かない場合が多いです．本人が気づいていないときは，声をかけて着替えてもらいましょう．着替えにこだわりが強い場合は，その行動を正面から否定すると，イライラや混乱の原因になりやすいので，「洗濯する」「修繕する」と伝え，着替えてもらうなどのルールを決めるとよいでしょう．

p81,着替え・洗濯に関する専門職からのコメント

4．整理整頓に関すること

①引き出しの中の服を探せない．
②着替えた服を決めた場所に置かない．

対応のヒント

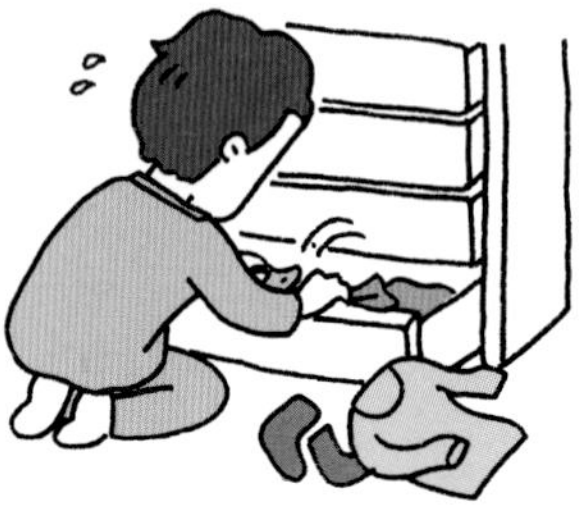

- 置き場を決めて，それぞれの場所に上着，下着，ズボンなどラベルをつける．
- 中が見えない引き出しにはラベルをつける．
- オープン棚やハンガーラックに収納する，上下セットは一緒にハンガーにかけるなど，すぐにわかるような工夫をする．
- 習慣になるまで繰り返し声をかける．

▶▶ ポロミナ解説

受傷後に片づけがうまくできなくなったという話をよく聞きます．引き出しやクローゼットは中が見えず，本人は置き場所の記憶が残りにくいため，探せなくなる場合が多いのです．ラベルをつける，オープン棚にする，ハンガーラックを活用するなど，見やすくシンプルな収納方法を検討しましょう．

また，本人が「ここにあるはず」と思い込んでいる場合は，その近くにあっても見つけられないことがあります．見つからないときは「なくなった．盗まれた」と思い込んでしまうこともあります．

新しいルールが身につくためには，繰り返すことと時間が必要です．いまできなくても焦らずに取り組みましょう．

4. 整理整頓に関すること

③カバン，財布に，レシートやメモなどの不要なものがたくさん入っている．重たいカバンを持って出かける．
④出かけるときに，カギやカバンを見つけられない．

対応のヒント

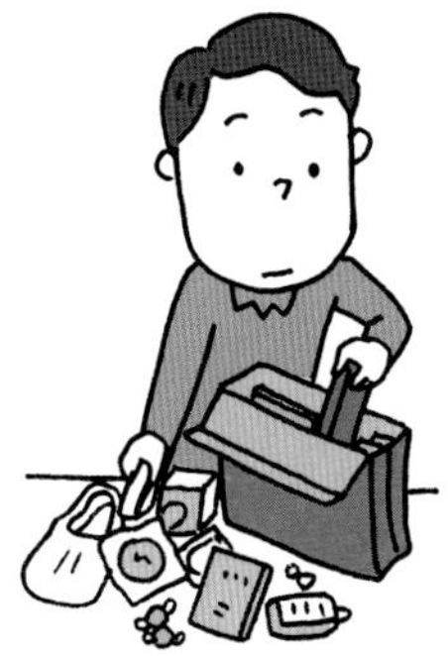

- 定期的にカバンや財布の中を一緒に整理する．
- 置き場所にラベルをつけ，習慣になるまで繰り返し声をかける．
- 無意識に行動していることが多いので，行動範囲を一緒に探す．
- 毎日使用するものは，急ぐときのために予備を準備しておく．

▶▶ポロミナ解説

誰にでも，ついうっかり置きっぱなしにして，たいへんな思いをすることがあります．後で仕舞おうと思ってそのままにすることや，別のことに気をとられて忘れてしまうことが原因です．そのことに気づいて修正できるとよいのですが，出かけるときにギリギリになって見つからずパニックになり，外出できなくなる場合があります．何気ない行動は記憶に残りにくいものです．少しでも意識できるように，「カギ置き場」「○○置き場」など，それぞれの指定席を決めて名前のラベルをつけておくと，目で確認でき，ないことに気づいたときに探すこともできます．

記憶に障害があっても，何度も繰り返すことで行動が習慣化されます．本人もまわりの人もあきらめないことが大切です．

p82，整理整頓に関する専門職からのコメント

5. 洗面・入浴に関すること

①入浴・洗面・歯磨きを嫌がる．
②「石けんやシャンプーがもったいないから」と言って，髪を洗わない．

対応のヒント

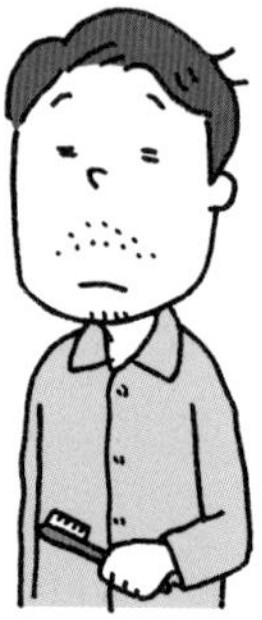

- 入浴する曜日を決める（できれば本人に決めてもらう）．
- カレンダーや週間予定表に「入浴日」と書く（出かける前日，睡眠前，受診の前など，動機づけ，きっかけをつくる）．
- 「お風呂どうしますか？」と言うと拒否する場合は，「お風呂入りますよ」と，日常の流れで声をかけるようにする．
- お湯を入れる，湯温を確認するなど，入浴に関連する役割をもつ．
- 「汚れた髪は抜け毛が増える」「洗面をしないと皮膚炎になる」「歯磨きをしないと口臭や歯周病の原因になる」などと伝え，意識づけをする．

ポロミナ解説

入浴はすっきりし気持ちがよいものですが，入るまでにエネルギーが必要です．面倒に思って後回しになる人や，汚れやかゆみなどを感じないかぎり入りたがらない人もいます．「○△□のついでに」などときっかけをつくるとよいでしょう．また，1日の流れとして習慣化されると，うまくいく場合もあります．

本人が何かに夢中になっているときに声をかけると，中断してしまったことを理由に拒否する人もいます．声をかけるときは，一段落したタイミングを確認しましょう．

5. 洗面・入浴に関すること

③シャンプーや石けんを十分に洗い流せていないところがある.
④同じところを何度も洗うなどして，入浴時間が異常に長い.

対応のヒント

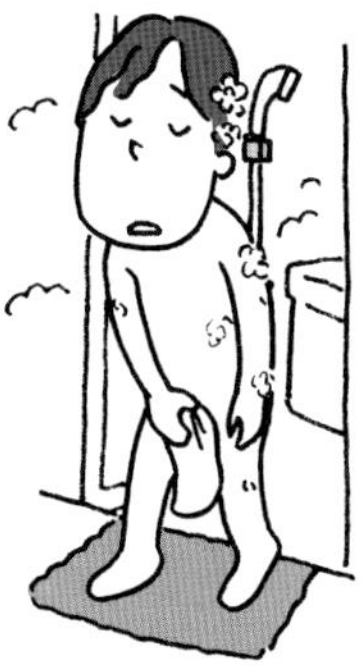

- 洗い忘れや石けんの流し忘れは皮膚炎やかゆみの原因になるので，浴室から出る前に全身にシャワーをかける.
- 不十分でも「できればよし」とする.
- 洗った記憶がなく何度も洗っている場合は，途中で声をかける.
- 時間の経過を感じにくいので，食事の時間，テレビの時間など，時間を意識できるような声かけをする.

▶▶ ポロミナ解説

長時間入浴は疲労の原因になります．次回の入浴が嫌になっては元も子もありません．時々声をかけて，長湯の原因を知ることも必要です．時間の経過の見積もりが難しい場合もあります．

洗い忘れがあっても，次のときに洗えばよいと考えることも必要でしょう．次のときに「今回はここを重点的に」「最後に全身をシャワーで流そう」と声をかけてみましょう．

無事に入浴できたときには「髪がきれいになった」「さっぱりした」など，よくなったことを言葉で伝えるのもひとつの方法です．ポジティブな声かけはやる気につながります．

↳ p82，洗面・入浴に関する専門職からのコメント

6. 排泄に関すること

①切羽詰まってからトイレに行き，頻尿，尿失禁もある．
②排泄後の拭き取りが不十分で，下着が汚れていても気づかない．

❗ 対応のヒント

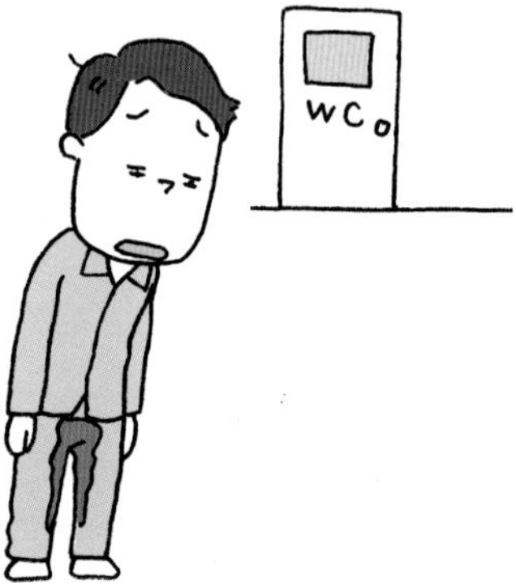

- 身体的，脳機能的な問題がないか，専門職との相談や診察を検討する．
- 外出時には早めにトイレに行く習慣をつけ，外出先でパニックにならないようにする．
- 間に合わないときのために，外出時にはパッドを準備する．
- 排便後はウォシュレットの利用を促す．

▶▶ ポロミナ解説

膀胱や直腸の問題なのか，脳の問題なのか，男性は前立腺肥大の発症率も年齢とともに高くなるので，専門医に相談をすることも必要です．

排泄の問題は本人の尊厳にもかかわり，声かけが難しいです．「トイレに行きましょう」と言うと，「いま行きたくない」と拒否することもあります．「出かけるので，いまのうちに行きましょう」など，行動とセットで声をかけたほうが納得しやすい場合もあります．

本人が動きたくなるようなきっかけは何か，日頃からみつけておくと便利です．

6. 排泄に関すること

③毎日，排便がないと気になる.

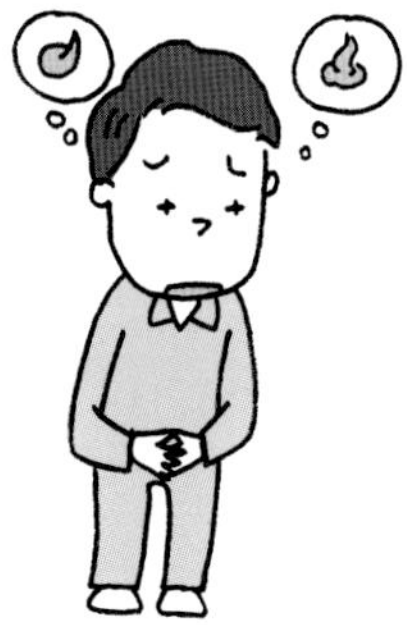

対応のヒント

- 便秘にならないように，食事などで腸内環境を整える.
- 不調を訴えることが難しいので，いつもと違う行動に注意する.
- 排泄習慣を把握し，決まった時刻にトイレに行く習慣をつける.

▶▶ ポロミナ解説

自ら不調を訴えることが難しい場合もあり，異常が見逃されがちです．ふだんからバランスのよい食事や必要な水分をとることが健康のために重要です．病気が隠れている場合があるので，日頃の排泄の時刻や回数などを観察し，主治医に伝えましょう．

p83,排泄に関する専門職からのコメント

7．睡眠リズムに関すること

①夢のなかでも怒っていて，イライラした寝言を言う．
②興奮して眠れない．眠れないとイライラする．昼夜逆転する．

対応のヒント

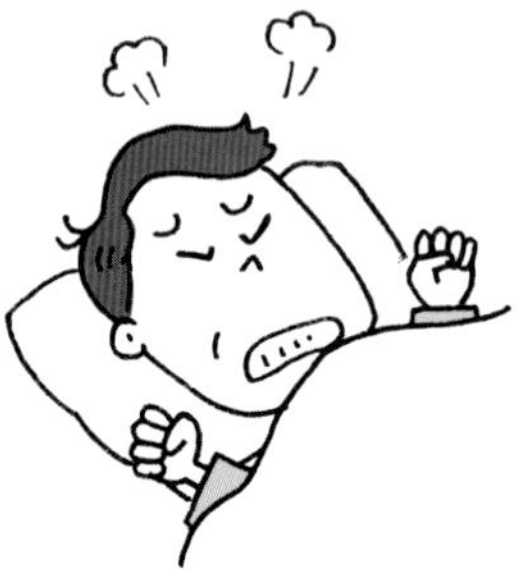

- 脳が興奮して不眠になっていることが多いので，睡眠前には，込み入った話や興奮するような話を避ける．
- 生活のリズムをつくるため，定期的に日中活動できるようにする（デイサービスや作業所への通所，散歩，買い物など）．
- 睡眠と覚醒のリズムをつくるため，医師に相談する．
- 朝起きたらカーテンを開け，日中は太陽の光を十分に浴びる．

▶▶ ポロミナ解説

イライラの原因はさまざまですが，情報処理がうまくいかず脳が混乱していることも多いので，睡眠前はできるだけ興奮のきっかけになる話題を避けるようにしましょう．怒りの感情だけでなく，楽しい感情も脳を興奮させ，不眠の原因になることがあります．どんなに強い睡眠薬を飲んでも，興奮が強ければ効果は弱くなります．強い光やパソコン，スマホのライトなども睡眠を妨げるので，環境も見直しましょう．

飲酒する人もいますが，飲酒は眠りを浅くするといわれ，逆効果です．また，処方されている薬には，飲酒時に飲めないものもあります．内服薬の説明書で確認してください．

p83，睡眠リズムに関する専門職からのコメント

8. 薬の管理に関すること

①睡眠薬を飲んだあとに，何かをしようと動き出す．

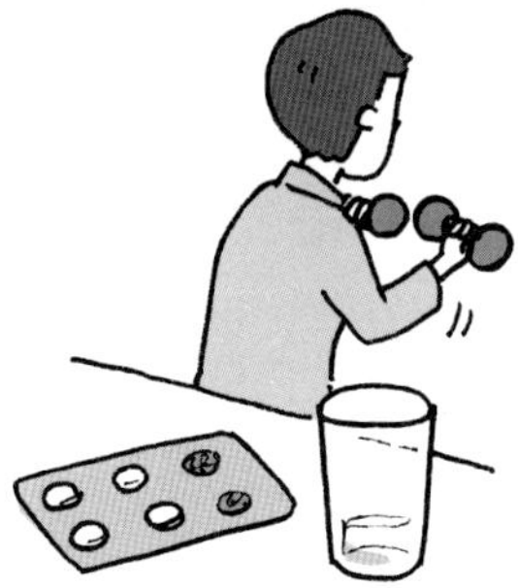

対応のヒント

- 服薬時刻（布団に入る直前など）やルールを決める．
- 服薬中の注意事項を伝える．家族から伝えることが難しい場合は，医師から本人に伝えてもらう．
- 薬局の説明書を本人の目につくところに置く．

▶▶ポロミナ解説

睡眠障害を訴える人は多く，精神科から睡眠薬を処方されている人もいます．服薬したことを忘れて活動している場合もあるので，服薬した包みを残し，飲んだことがわかるようにする工夫も有効です．服薬時刻を決めておき，服薬後は布団に入る習慣をつけましょう．

薬が効いた状態でトイレに行き，転倒して骨折した人もいるので注意が必要です．夜間にトイレが近い人は，水分は早めにとる，睡眠前に排尿を済ませる，手すりを設置し，通路に障害物を置かないなど，習慣と環境を見直しましょう．服薬後にトイレの回数が多い場合は，主治医に相談してみましょう．

8. 薬の管理に関すること

②内服薬を飲み忘れたり，もう一度飲んだりする．
③残薬の数が合わないことを，自分のせいと思わない（「薬局が間違えた」などと言う）．

対応のヒント

- 多少の飲み忘れや重複服薬をとがめるより，どうしたらよいのかを考える．
- 服薬の確認方法を工夫する（カレンダーにチェックを入れる）．
- 内服薬の一包化，薬袋への日付記入，薬箱や薬カレンダーの活用などの工夫をする．
- 食後薬は，食事と一緒にテーブルに置く．

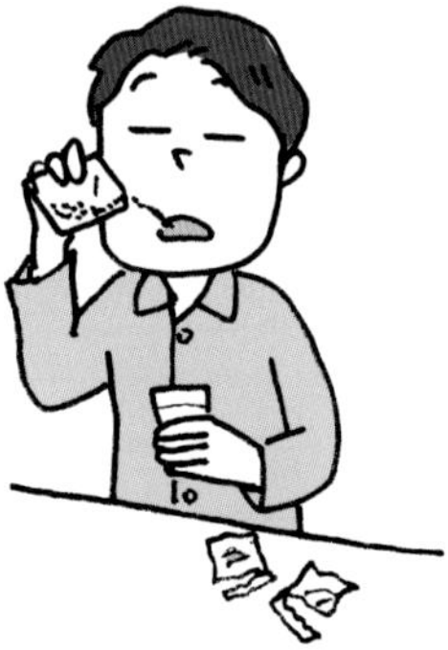

▶▶ ポロミナ解説

毎日内服する薬は無意識に服用する場合も多く，記憶に残りにくいものです．飲み忘れはないほうがよいですが，それをとがめることで，飲み忘れを隠したり，調整しようと重複服用したりするとたいへんです．

確実に飲める方法を考え，飲んだことがわかるように，カレンダーにチェックを入れる，1日分の薬の包みを入れる容器を準備するなど，記憶に頼らず自分の目で飲んだことを確かめられる方法を検討しましょう．

p84, 薬の管理に関する専門職からのコメント

専門職からのコメント

[1. 食事について]

食事は毎日のことで，本人・家族ともに困難をかかえやすい日常生活活動です．食事をするには，何を食べるかを決め，食べ物の場所を探し，調理が必要かを考え，実際に食べるときには，どこで何を使ってどのくらい食べるのかを考える必要があります．高次脳機能障害をもつ人は，食べる・飲むといった行為自体にはほとんど問題がありません．「冷蔵庫の食べ物を見つけられない」「電子レンジを使えない」などは，注意障害や遂行機能障害によるものです．そのため，本人ができる工夫を考える必要があります．また，「食事量を調整できない」のは記憶障害によるものです．自分で食べたことがあとからわかるように可視化することが必要なのです．

[2. 買い物・調理について]

買い物・調理は高度な作業です．何を買うかを考え，覚えておき，たくさんある商品から買うべきものを探し，代金を支払い，家では食材を切って，調理の順番などを計画しなければなりません．遂行機能障害や注意障害のある人にとって，計画的に物事を進めることはとても難しいものです．工程をシンプルにし，情報におぼれないように整理する必要があります．調理の手順が変わってしまうのも，工程で混乱するためです．また，それを否定されてもどうしてよいかわからないのです．工程をどれくらいできるか，どんなことが得意かを見極め，「自分もできる！」「これなら人の役に立てる！」という気分を味わってもらえるような支援が効果的です．

[3. 着替え・洗濯について]

季節にあわない服やくたびれた服を着るのは，TPOを適切に判断できないことのあらわれです．寒さ・暑さを感じる，外の天気をみるなど，五感を使った判断だけでなく，それらを統合して自分がどうすべきかを判断できない遂行機能障害です．また，外出など社会にあわせることが必要なときと，自宅内で衣服を変える必要があるときなど，状況にあわせて判断するのが困難であることも影響します．さらに，日時がわからなくなる記憶障害も影響しているかもしれません．1日に何度も着替える理由は，着替えをしたことを記憶できないからだけではなく，本人が外見に固執しているからかもしれません．着替えの選択肢を減らすなどして，できるだけ判断しやすいような工夫が有効といえます．

[4．整理整頓について]

整理整頓の困難も，記憶障害，注意障害，遂行機能障害によるものです．しかし，本人の能力以上に，物理的な環境要因の影響や，もともと几帳面な性格であったか，整理整頓を習慣化していたかなども影響します．部屋の中をシンプルにして物を見つけやすくし，その人の行動パターンにあわせて目につきやすい場所を置き場所にするなどの工夫が考えられます．衣服の整理も，本人が認識しやすいパターンを探し，決まりを一緒に考えるなどの工夫が有効です．物が見つからないとパニックになり感情的になることもあるため，家族にとってもストレスになります．習慣化できるように工夫し，気長につきあうことが求められます．

[5．洗面・入浴について]

自発性や意欲の低下で，入浴したがらなくなることが多いようです．前頭葉の障害の場合に多く，入浴のみだけでなく，身だしなみも気にしなくなることがあります．また，神経疲労といわれる“疲れやすさ”も影響します．さまざまなことをおっくうに感じてしまうのです．疲労することは記憶しているため，入浴に否定的になることもあります．長風呂の原因は，洗ったところを忘れて何度も洗っているだけではありません．清潔にすることへの執着で何度も洗ったり，記憶の問題ではなく注意が散漫でつい何度も洗ったりしているのかもしれません．時間の感覚が変化して，時間の長い短いがわからず，本人は長時間入浴していると感じていないこともあります．

[6．排泄について]

排泄については，家族でも介入することが難しい問題です．麻痺などがなく，排泄行動に介護が必要ない場合はなおさらです．脳卒中によって，神経因性膀胱という失禁や頻尿などがみられることがあります．しかし，脳卒中でなくても，注意障害などで他のことに気をとられて尿意を忘れてしまい，排尿が間に合わないこともあります．

排泄後の拭き取りが不十分なのは，注意が散漫でボーっとしている，他のことに気がとられてしまうなど，身だしなみの困難と同じ理由が考えられます．便秘は，1日の生活リズムの調整がうまくいかないため，排便の習慣がくるってしまうことも関連します．また，向精神薬などの内服薬の副作用で起こることも少なくありません．トイレにいる時間や排泄の間隔などを観察し，「おなかを壊していない？」などと確認することも必要です．

[7．睡眠リズムについて]

すべての人にとって，睡眠は疲労や精神状態に影響します．高次脳機能障害では，すぐに疲れてしまう神経疲労の状態にあります．したがって，十分な睡眠が必要です．しかし，時間の感覚が鈍くなり，1日を短く感じる人は，夜もずっと起きていたり，逆にすぐに疲れて眠る時間が増えたり，昼夜のリズムを一定に保つことが難しくなります．また，感情のコントロールが難しくなり，事例のように快と不快の感情をうまくコントロールできず，脳が興奮状態を持続してしまい，眠ることが困難になります．まさに「卵が先か？鶏が先か？」ですが，症状により睡眠障害になったり，睡眠障害が症状を引き起こしたりするのです．事例の対応に書かれているとおり，1日のリズムを整えるために，朝は太陽の光を浴び，夜は静かに過ごせるような環境調整が重要です．

[8．薬の管理について]

感情コントロールの困難に対する精神薬や，睡眠障害に対する睡眠薬など，薬の量が多くなりがちです．また，脳卒中が原因の場合は，抗凝固薬や降圧薬などの多剤服用も問題となります．内服薬の副作用によって，認知機能の低下や意欲の低下につながることも少なくありません．また，内服薬の変更によって本人の行動や感情に変化がないかを観察することが重要です．複数の病院から内服薬が出ている場合には，重複がないかを薬剤師などに相談することをおすすめします．

飲み忘れは「飲んだかどうか忘れる」記憶障害や，「心配になって重複して飲む」こだわりなどから起こります．ひと目でわかる工夫に加え，携帯電話のアラームなどで服薬のタイミングを知らせるなど，記憶に頼らない工夫をすると効果的です．

2 人とのかかわり編

1．記憶に関すること

①書いたメモを，必要なときに確認できない．
②忘れ物が多い．

対応のヒント

- メモでの確認を習慣化するために，同じタイミングで繰り返し声をかける．
- 短い文章で簡潔に書く．内容は3つ程度がよい．
  （例：10月10日，午後5時，炊飯器のスイッチを入れる）
- 他のものに紛れないように，目立つ工夫をする．
  （例：用紙の大きさ，目立つ文字，置き場所）
- 外出時の持ち物を忘れないように，玄関にリストを貼る．
- 重度の記憶障害でも，メモが目の前にあることで最低限の情報を伝えられる．

▶▶ ポロミナ解説

記憶障害は，高次脳機能障害でもっとも多い症状のひとつです．それを補うためにメモが重要ですが，日常生活でメモを十分に活用するのはなかなか難しいことです．

メモをとるためには，話を要約すること，情報を選びとることが必要ですが，それは高度な脳機能です．また，必要なときにメモに意識が向くかが問題になります．はじめのうちは注意して見ることができても，繰り返しているうちに意識が向かなくなる場合もあります．習慣化することは難しいですが，あきらめないことが重要です．

1．記憶に関すること

③複数のことを言うと，ひとつ，またはすべて抜けてしまう．
④勘違い，早飲み込み，思い込みが増えた．

❗ 対応のヒント

- 一度に伝える内容はひとつずつとし，終わってから次のことを伝える．
- 短い文章で，要点を絞って伝える．
- メモで渡し（または本人に書いてもらい），終わったら確認してもらう．
- 明らかに間違えている場合や，内容が異なる場合は，丁寧に説明する．

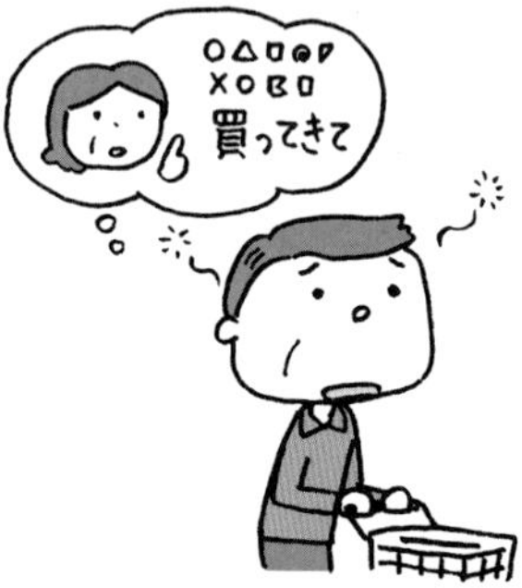

▶▶ ポロミナ解説

本人が記憶障害を自覚していても，とっさにはそれが結びつきません．情報処理に困難があるため，勘違いや思い込みも多くなっています．また，理解できないときに言い方がわるいと，怒りの矛先が相手に向かうことや，イライラの原因になることもあります．本人のプライドを傷つけないことが重要です．

勘違いや思い込みは，話のつながりや流れを理解できず，話の一部だけを抽出し，短絡的に理解してしまうことが原因のひとつです．一般に，ふだんから関係があれば「あの人がこう言ったのは，何か訳があるのでは？」と思うものですが，いまある情報のみで判断しようとする傾向があります．また，断片的に頭に入った話に過去の記憶が入り込み，まったく違う話になってしまうことがあります．そのため混乱し，その原因を自分以外の人に向けることがあります．

何かを伝えるときは，タイミング，本人の理解度などを考え，シンプルに話すことが大事です．理解した内容が明らかに違うときは，それを指摘することなく，「○△□だよ」と具体的に表現すると，受け止めやすいようです．

1. 記憶に関すること

⑤電話の用件（伝言）を思い出せない．
⑥携帯電話の機種を変更したら使えなくなった（使えなくなっていたことにあとで気づいた）．

対応のヒント

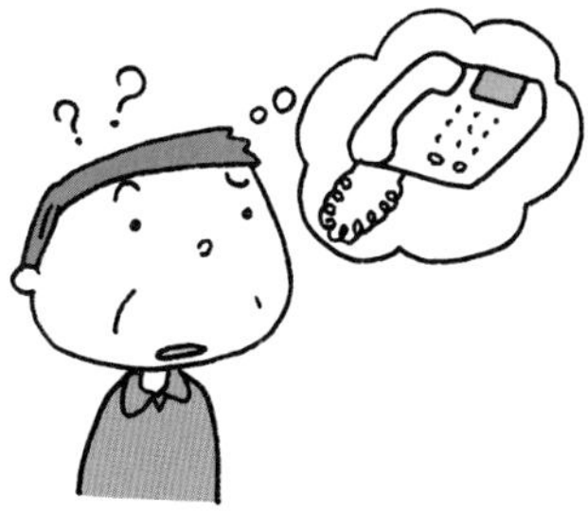

- 相手の名前だけをメモしてもらう．わからないときは着信履歴を確認する．
- 家族が不在のときは，相手にかけ直してもらうように伝える（電話の前に書いておく）．
- 携帯電話は，シンプルな機種や，以前使っていた機種に似たものを選ぶ．必要時には，閲覧できるサイトを制限する．
- 携帯電話を使えない場合でも，GPSの位置情報機能だけでも有効である．また，着信に出ることだけでもできるよう練習する．

▶▶ ポロミナ解説

高次脳機能障害者は，言葉の情報だけで判断することや，聞きながらメモをとることが困難で，電話対応は難易度が高い作業です．

決まった相手には，あらかじめ本人のことを伝え，あらためて電話をかけてもらうように約束しておきましょう．また，登録されていない番号の電話には出ない，留守電に録音するなどのルールを決めておくとよいでしょう．本人に用事があるときや困ったときに電話をかけられるよう，繰り返し練習しておくことが必要です．重要な電話番号を貼っておくことや，登録しておくことで慌てなくて済みます．一方で，メールのほうが情報を可視化できて便利なときもあります．状況により使い分けましょう．

p95，記憶に関する専門職からのコメント

2. 会話に関すること

①ふつうに伝えたのに，怒られたと感じている.
②複雑な話や意見を求めると，「高次脳（機能障害）だからわからない」と言う．話の内容がわからなくなると怒りだす.
③よく考えずに意見を言う．ネガティブな言葉が多い.

対応のヒント

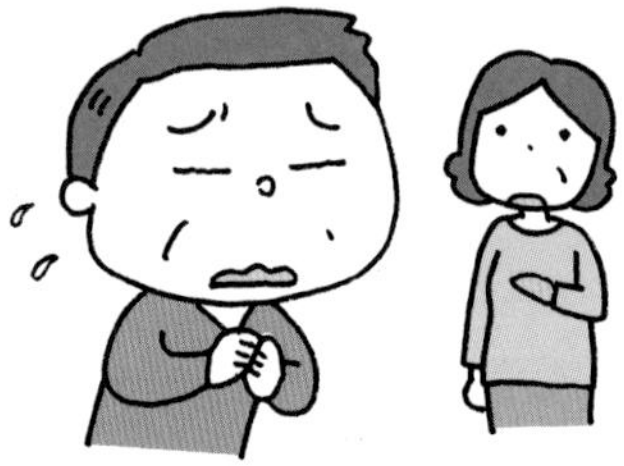

- 用事があるときは，いま話を聞ける状況か確認してから話す.
- 考えを答えるのが難しい場合は，YES か NO で答える質問に変える.
- 文字のほうが有効であれば，文字を活用する.
- 本人の言うことすべてには反応しない．ひとりにする.
- イライラの原因がわかれば事前に回避する.
- 感情のコントロールがうまくいかない場合は主治医に相談する.

ポロミナ解説

受傷によって相手の意図を理解することが難しくなっています．また，早口や強い口調には「怒られた」「自分のことを否定された」と感じるばかりで，肝心な内容を覚えていないようです．本人は「できる」と思っているので，くい違いが生じます.

一方で，自分を振り返ることが苦手になり，うまくいく方法や効率のよい方法を臨機応変に考え行動することができずに，同じ失敗を繰り返している場合もあります．本人も違和感を覚えていることでしょう．日常生活に支障をきたす場合は，主治医に相談しましょう．内服薬などで症状をコントロールできる場合もあります.

ストレスの発散や情動の制御が難しくなっていますので，その場を離れ，お互いにクールダウンする方法を検討しましょう.

2. 会話に関すること

④家族が忙しくしていても，自分のタイミングで，自分のことを話しだす．

⑤返事がないのに，知人に一方的に電話やメールをする．

⑥自分が使うときだけ携帯電話の電源を入れるので，用件を伝えられない．

❶ 対応のヒント

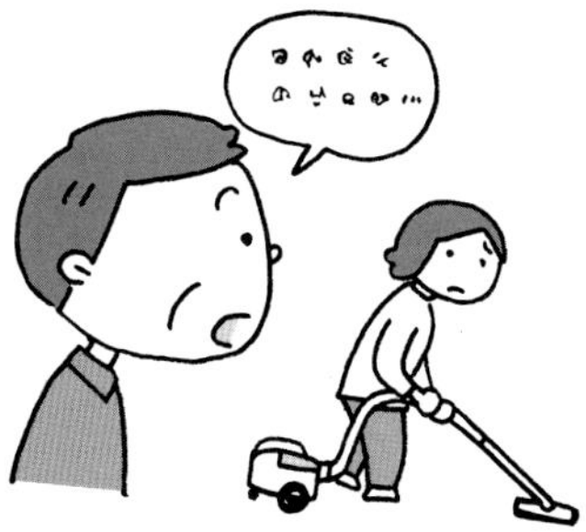

- 本人が話すのを待てない場合は，可能な範囲で聞く．
- 「これが終わったら聞く」「何分後に聞く」など，都合を伝える．
- 携帯電話の連絡先を限定する．ルールを決める．必要時は制限する．
- 相手に本人の事情を伝え，時間のあるときに話を聞いてもらう．
- 時間を決めてほしいこと，仕事中は返事ができないことを，あらかじめ相手から伝えてもらう．

▶▶ ポロミナ解説

「いま言わなくても……」と思うことや，あとからでよいこと，その場に合わないことを，突然話しだすことがあります．「あとで聞く」と言うと，「もういい」と怒りだすこともあります．本人は，まわりの人の状況を推測しにくいのです．また，こんなやりとりしているうちに，本人は話す内容を忘れてしまっていることもあります．

忘れてしまうことを自覚していて，心配していたのだと思います．できるだけ手を止めて話を聞こうとしますが，いつも聞けるとはかぎりません． 協力できる人にお願いして，本人の話を聞いてもらうこと，定期的に話を聞く時間を設定することも必要でしょう．

2. 会話に関すること

⑦家族の言うことには反抗的な態度になる．
⑧外ではしっかりしているのに，家では依存心が強い．

対応のヒント

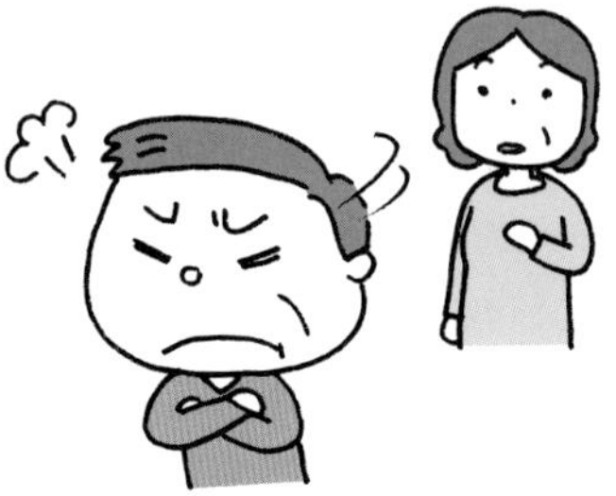

- 自宅では安心し，言動に甘えが出やすい．神経疲労が出やすいことを理解する．
- 本人にしてほしいことを伝え，自宅での役割，ルールを決める．
- 話しかけるときは，ネガティブな言葉を避け，ポジティブな言葉をつかう．
- 対応の仕方や考え方など，支援者や他の家族から情報を得る．

▶▶ ポロミナ解説

外ではしっかりしているのに，自宅では依存性が高く，何もしないと感じている人も多いことと思います．外では多くの刺激のなかで過ごし，神経疲労の状態で帰宅します．家族の前では甘えが出やすく，抑制もききにくいのです．その状況で家族が何かを伝えようとして，逆効果になることもしばしばです．危険がないことや，命にかかわらないことならば，様子をみることも必要です．本人は自信を失っていることが多いため，ちょっとした言い回しが刺激となり，怒りをかうこともあります．

また，家族は，いままでの方法ではうまくいかないという経験をしています．対応にはコツが必要です．他の家族の話を聞くと参考になることがたくさんあります．本人も家族も多くのストレスをかかえています．がんばりすぎず，リラックスできる時間をもつことが必要です．

2. 会話に関すること

⑨「自分は高次脳機能障害だ」と言うが，その意味がわかっていない．
⑩言っていることと，やっていることにギャップがある．

❗ 対応のヒント

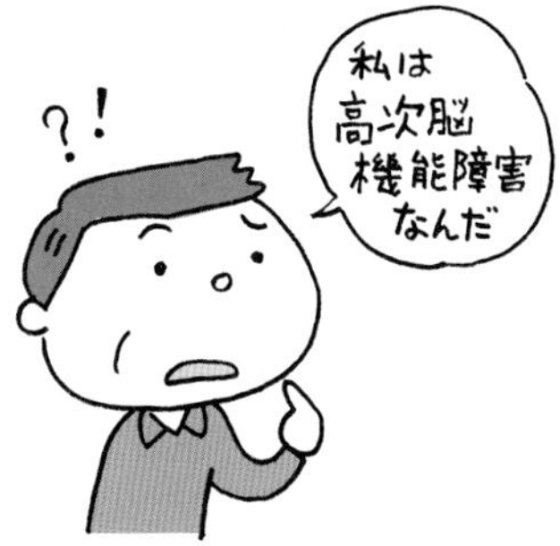

- 障害を正しく理解することより，いま困っていることを優先する．
- 学習会などに参加し，高次脳機能障害の症状や代償手段を知る機会をつくる．
- 同じ障害をもつ人と交流する．
- うまくいくための方法を一緒に考える．
- できていることを認め，評価する．

▶▶ ポロミナ解説

病識をもちにくいのは，高次脳機能障害の症状のひとつです．本人は何かおかしいと感じていますが，そのときに自分の状況に気づくことが難しいようです．

失敗したことを取りあげると，本人には指摘されたとしか思えず，受け入れが難しくなります．失敗したことに目が向かいやすいですが，できるためにどうしたらよいかに注目してみるとよいでしょう．

また，自分のことには気づきにくいですが，まわりの人のことはよく見ることができます．同じ障害をもつ人との交流会に参加すると，さまざまな症状に触れることができ，そこから障害の理解に結びつく場合もあります．家族ではうまくいかないことも，支援者のひと声ですんなり理解できる場合があります．第三者の力を借りましょう．

p95,会話に関する専門職からのコメント

3. 感情に関すること

①いきなり大声で暴言を吐き，怒りをしずめられない．
②不快なニュースに怒る．突然笑ったり，泣いたりする．
物に当たるようになった．

❗ 対応のヒント

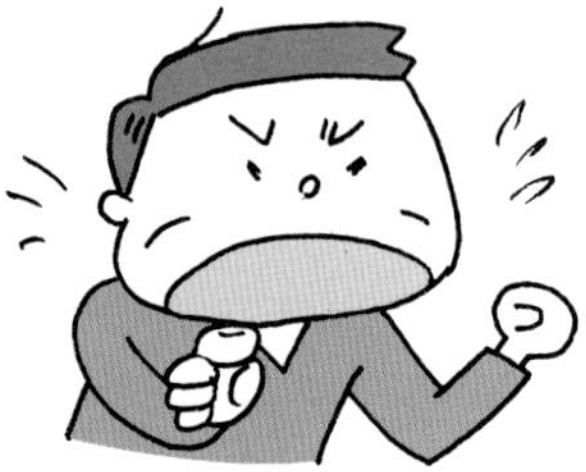

- 眠気，空腹，体調，温度，音，ニュース，テレビドラマなど，原因やきっかけを見つける．
- がまんできそうにないときは，別のことに注意を向ける（おやつ，話題などを考えておく）．
- 興奮しているときに問い正したり，制止したりしない．
- 本人が感情を抑えられないときは，その場を離れ，ひとりにする．
- 必要時は，興奮が治まってから理由をたずね，いまはふさわしくなかったことを伝える．
- 日常生活へ大きな影響を及ぼしている場合は，医師に相談する．

▶▶ ポロミナ解説

以前なら胸のなかにとどめておいたことを言ってしまう，感情を抑えきれずに言ってしまうなど，周囲からは粗暴な性格になったようにみえますが，脳の損傷によってフィルター機能が働きにくくなったことが原因です．「そこまで言わなくても」と思いますが，本人は気持ちがおさまらないようです．

家族はそれが高次脳機能障害の症状のひとつとわかっていても，その瞬間を目の当たりにしたときは動揺します．一方，本人は怒ったことを覚えていない場合もあります．
「あっ，来たな！」と感じたら，別のことに注意を向ける，話題を変えるなどしてやり過ごすこともひとつの方法です．

3. 感情に関すること

③戸外から聞こえる子どもの声や，まわりの騒音にイライラする.
④子どもを叱り続ける.

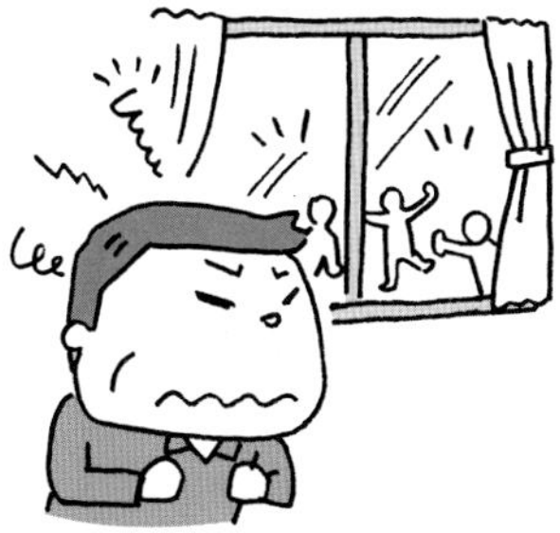

対応のヒント

- 人ごみを避ける，静かな場所に移動する.
- ヘッドホンで好きな音楽を聴く，気分を変えられる話題をなげかける.
- 親子関係が悪化しないよう間に入り，父と子それぞれにお互いの気持ちをわかりやすく伝える.

▶▶ポロミナ解説

受傷後は，音に敏感になり，子どもの声などに怒る場面が多くなったと感じる人も多いです．とくに戸外では，自動車や工事の音など，さまざまな音に苦痛を感じている人がいます．本人は周囲の音や会話などが一気に頭に入ってくるため，思わず騒音と感じてイライラすると言います．必要な情報だけを選択的に処理できず，混乱してしまうことが原因のようです．

子どもを叱るのは，父親としての威厳を保とうと，本人なりに教育や躾のつもりでしているようですが，子どもの反応や状況を推し量ることが難しく，険悪な関係になる場合もあるようです．どちらも相手の気持ちに寄り添うことが難しいので，間に入って双方の気持ちを伝える代弁者になることが必要でしょう．ただでさえ思春期のお子さんの対応は，思うようにならないものです．

3. 感情に関すること

⑤1日中ソファーに座って，指示されなければ何もしない．
⑥感情や言葉が出にくい．うれしい，楽しいと感じにくい．

❗対応のヒント

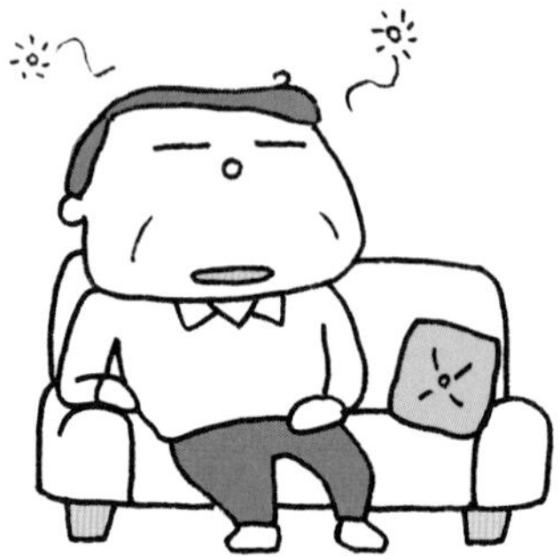

- 生活のスケジュールや役割を決める（「○○時に△△をする」などの具体的な指示）．
- 通所施設を利用し，他者と触れ合う時間をもつ．
- 声かけを意図的に行う．「□□できて助かった」「役に立った」など，ポジティブな言葉で感謝を伝える．
- 聞きとりが困難な場合や，言葉が出にくい場合は，メモやメールなどの代替手段が有効な場合もある．
- ときどき，そのときの気持ちを聞く（「今日は楽しかったね」など）．

▶▶ ポロミナ解説

身体に麻痺がないにもかかわらず，自発的な行動が低下し，指示がなければ何もせず，ぼーっとしているようにみえる場合があります．意欲発動性の低下といい，高次脳機能障害の症状のひとつです．刺激が減ると脳の活動も減るので，体を動かすきっかけをつくりましょう．「17時，お風呂掃除後，お湯を入れる」など，本人ができそうなことを家での役割として決めることが大切です．できたときには感謝の言葉も忘れないでください．また，家族だけでなんとかしようとせずに，第三者の力を借りることも大切です．

感情があらわれにくく笑顔が出ない人もいます．介護している人も，気がつくと笑顔を忘れていることもあります．笑顔でいると，脳が活性化するともいわれています．笑顔は最強のリハビリです．

➡ p95，感情に関する専門職のコメント

専門職からのコメント

[1．記憶について]

記憶障害のうち，高次脳機能障害では認知症と同様に，幼い頃の記憶などは保たれていることが多く，新しいことや最近のことの記憶が困難になります．メモなどの記憶を補助する道具を活用するには，メモに書くべき情報を選び，それを記録し，記録されていることを将来活用する能力が必要です．記憶だけでなく，物事を順序立てて考えられる（遂行機能）も重要です．「記憶障害はメモを活用！」といっても，難しい人も多いのです．年齢が比較的若く，記録された情報を活用できるような場合は，メモ活用が有効のようです．メモを活用するには，①本人が記憶に問題があることを自覚して，それを解決したいと思っていること，②メモを活用する有効性や目的を学ぶリハビリが必要です．

[2．会話について]

コミュニケーション困難の原因には，記憶障害や感情コントロールの障害があります．また，自分の障害を認められないことや，認めないながらも，うまくいかない自分に不安や焦りを感じていることなど，一般的な精神状態の不安定さが影響しています．これらの困難の多くは，脳の前頭葉の障害によるものです．前頭葉が傷つくと，その場その場で適切な判断や対応をすることが難しくなります．また，自分を客観的にみることも難しくなります．短時間，見知らぬ人が相手ならば，本人としてはものすごくがんばって“外面よく”対応できることもあります．しかし，家族に対しては，相手の立場に立つことができず，思ったまま“素”の自分を出してしまいます．

[3．感情について]

感情コントロールの障害は，コミュニケーションとも関連し，家族のストレスを増大させます．キレやすい状態や，暴言を吐く行為，怒りなどの爆発を抑制できない状態は，脱抑制といわれます．前頭葉の一部分は，喜怒哀楽や性欲などの衝動を抑える機能がありますが，それがうまくいかないのです．しかし，やる気がない状態や，感情が乏しい状態もまた，前頭葉の機能の障害です．「自分で何かしよう！」という発動性も抑制されているのです．これらの改善には，適度な刺激も必要です．感情を整えるためにも，活動と休息のバランスが必要です．また，感情の問題の背景には，必ず認知機能の障害が隠れていて，周囲の環境を整えることで軽減されます．

3　社会とのつながり編

1．金銭管理に関すること

①お金を限度なく使う，あるだけ使う．
②お金を計画的に使えない，使い方に優先度をつけられない．
③事故賠償金などを自分の好きなように使いたがる．

対応のヒント

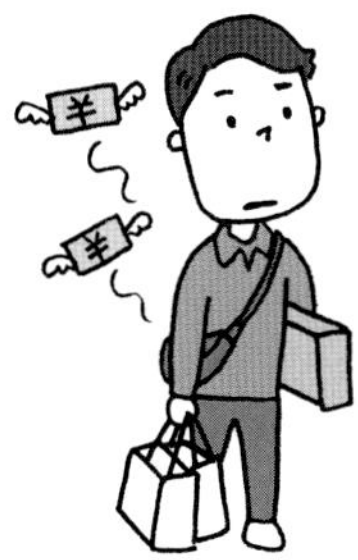

- お金を1週間単位，1カ月単位で渡し，そのなかでやりくりする習慣をつける．
- 小遣い帳を作り，使った金額が見えるようにする．
- 使い方，買い物のルールを決める．

▶▶ ポロミナ解説

「お金を計画的に使えなくなった」という相談を受けることがあります．ジュースや菓子を買い込み，一気に飲み食いしてしまった人や，お金を使い切って食べ物を買えず，水だけで数日を過ごしていた人もいます．また，障害によって経済的に厳しいにもかかわらず，それまでの金銭感覚を変えられず，生活が困窮してしまう場合もあります．

交通事故などの賠償金は，この先の生活補償として計画的に使う必要がありますが，まとまったお金が入ったことで気が大きくなって金銭感覚が変わるケースもあり，ほどほどに使うのが難しいようです．

頭では考えにくいので，必要な家賃や食費，光熱費などの経費を分類し，収支が目に見えるよう提示し，自由に使える金額を明確にする，また，1週間単位，1カ月単位でお金を渡すなど，その人に合った使い方，ルールを検討しましょう．

それでもうまくいかない場合は，成年後見制度の利用を頭に入れておくといいかもしれません．欲しいものを買うために借金をしないように，必要時には家族以外の第三者の介入も検討してみましょう．

1．金銭管理に関すること

④同じものをいくつも買う（目に入ったものを買う，買ったことを忘れる）．

⑤ 500 円玉貯金を始めたため，手持ちのお金を 500 円に崩してしまう．

⑥好きなアイドルの商品など，趣味に必要以上のお金をつぎ込む．

❗ 対応のヒント

- 買ったものが見えるように置き場を工夫する．
- 毎月の自由に使える金額範囲内であれば許容する．
- 必要経費には手をつけないよう，お金の使い方について話し合う．

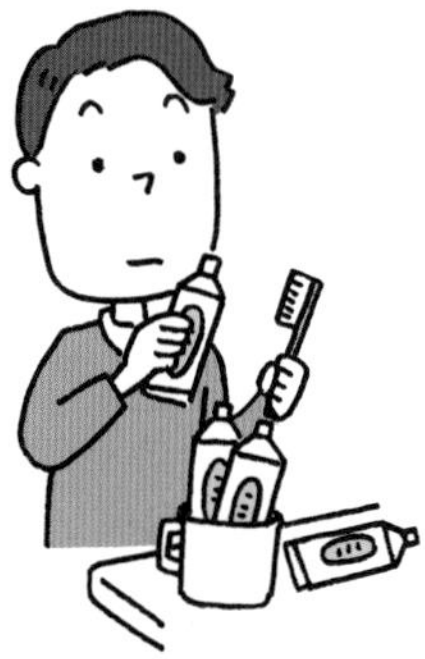

▶▶ ポロミナ解説

欲しいものを買いたいという基本的な欲求は誰にでもあります．それがストレス発散や気分転換になっていることもあります．受傷後に「そこまでしなくても」と思えるような多量の買い置きをし，少しでも減ると落ち着かなくなるケースもあります．どこまで許容するか難しいですが，何かに固執すると行動を変えにくいことも影響しています．

生活に影響があるかないかを基準に判断するしかありません．お金の使い方のルールを決め，生活に支障のない範囲ならよしとするまわりの理解も必要です．

楽しみをもつことと，本人が自由に使えるお金を持つこと，これからの生活を考えることなど，バランスを考える必要があります．

↳ p110，金銭管理に関する専門職からのコメント

2. 時間管理に関すること

①睡眠時間や就寝時刻にこだわり，決まった時刻にならないと布団に入らない．
②目が覚めたら深夜でも起きる．
③仕事や通所へ出かける時刻がだんだん早まってきた．

対応のヒント

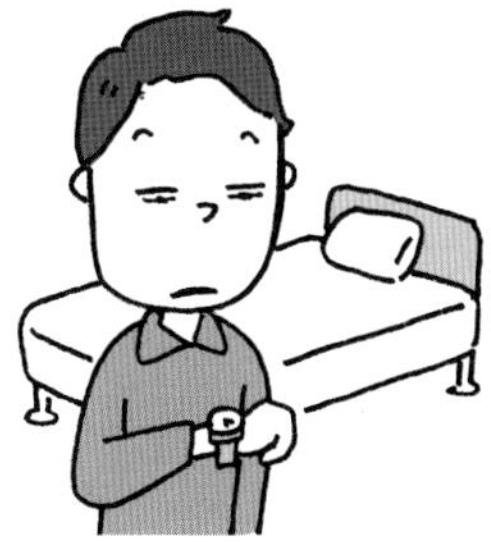

- 通常の時間から大幅に逸脱しないかぎり，本人の行動を尊重する．
- 射光性の高いカーテンを使用する．
- 起床時間を一定にする，睡眠リズムをつくる．
- 日中，身体を動かす時間をもつ．
- 早い時刻に出かけることが本人にとっての安心なのであれば，無理のない範囲で様子をみる．
- 所要時間から逆算して，本人が安心して家を出る時刻を検討する．

▶▶ポロミナ解説

何があっても自分の決めた時刻を固守する人がいます．まわりの状況に合わせることが難しくなっているためです．また，何かに夢中になると時間の感覚がなくなり，気づいたら明け方になっていることもあります．目が覚めると時刻に関係なく起きるなど，「まだ早いからもう少し横になる」などの判断が難しい場合や，寝過ごすことを心配して起きてしまうケースもあります．

日中の活動でよかったことを取りあげてフィードバックする，目的の起床時刻から逆算した睡眠時間を検討するなど，無理のない範囲で考えてみましょう．

長年経過するうちに，決めた時刻がずれていく場合もあります．定期的に状況を確認し，修正や話し合いをしましょう．

2. 時間管理に関すること

④時間の経過を気にしない.
⑤ゲームに没頭して他のことがおろそかになり，食事も食べない.

対応のヒント

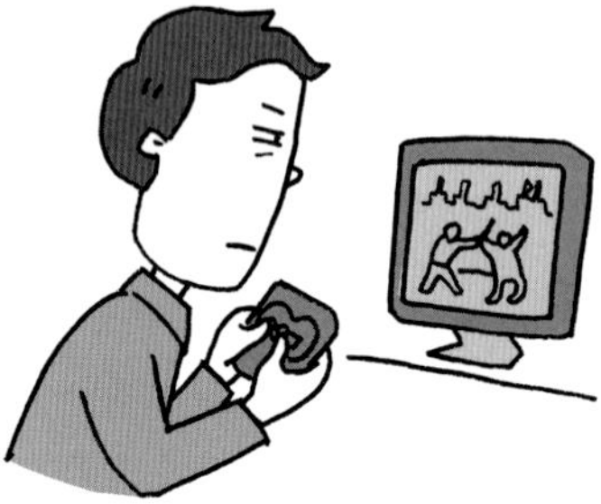

- タイマーやアラームを活用する.
- 1 日のスケジュール表を作り，見やすい場所に貼る.
- 食事の時刻を決め，その時間は家族が一緒に食事をするなどのルールを決める.
- 見やすい場所に時計を設置する.

▶▶ ポロミナ解説

時間の経過や見積もりを感じにくい人がいます．楽しいと時間を忘れることは誰にでもありますが，それが極端になり，生活に支障があると問題になります．

起床時刻，食事時刻，入浴時刻，ゲームを終える時刻，就寝時刻など，生活のスケジュールを本人と一緒に決めることが必要です．とくに薬を服用している人は，血中濃度の問題から同じ時刻に服用することが望まれます．本人と1日の過ごし方を検討する機会にしてください．

ルールをつくるには，まわりの家族もルールを守ることが必要です．根気よく繰り返していきましょう．

p110,時間管理に関する専門職からのコメント

3. トラブル・危機管理に関すること

①困ったときにSOSを出せない.
②緊急であっても決めた行動を変えられない.
③突然の事態に対応できない.

対応のヒント

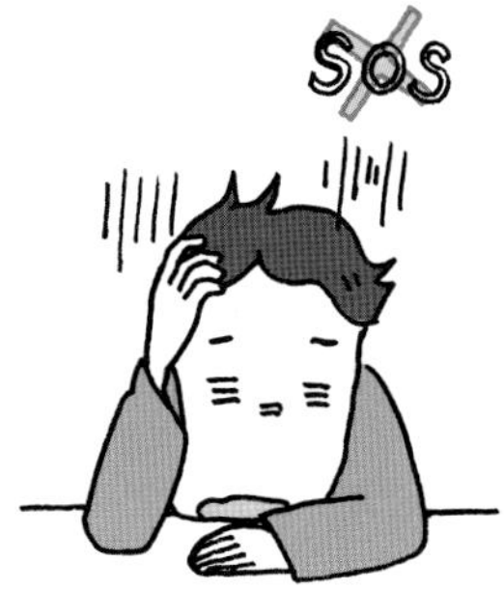

- 住所, 電話番号, 緊急時の対応方法を記したヘルプカードを携行する.
- 困ったときに家族や支援機関に連絡できるよう, 電話番号を記録, 登録しておく.
- 支障がないかぎりは, 本人の行動を許容する.
- 状況が変わったときの例外の方法を決めておく（大雨や吹雪のときには散歩を中止するなど）.

▶▶ ポロミナ解説

突然の変化への対応や臨機応変な行動が苦手になっています.

こだわりある行動は自分を安心させる行動なので, 支障がないかぎりは無理に止めないほうがよいでしょう. ただし, 大雨や吹雪にもかかわらず, 毎日続けている散歩を中止できない場合があります. 状況が変わったときは, 何をしたらよいのかを具体的に指示する必要があります.

緊急時には誰かに相談してくれればよいのですが, とっさのときには思いつきません. 緊急時用に連絡方法や連絡先を登録し, 電話をかける練習をしておくとよいでしょう. 新しいことを一度には覚えられないので, 緊急時の対応方法などを記したヘルプカードを携行しておくと便利です. 困ったことがないのが一番ですが, とっさのときを予想して, 根気強くあきらめずに声をかけましょう.

3. トラブル・危機管理に関すること

④いつも通っている道なのに，道に迷う．
⑤一緒に出かけても，気づくと姿が見えなくなる．

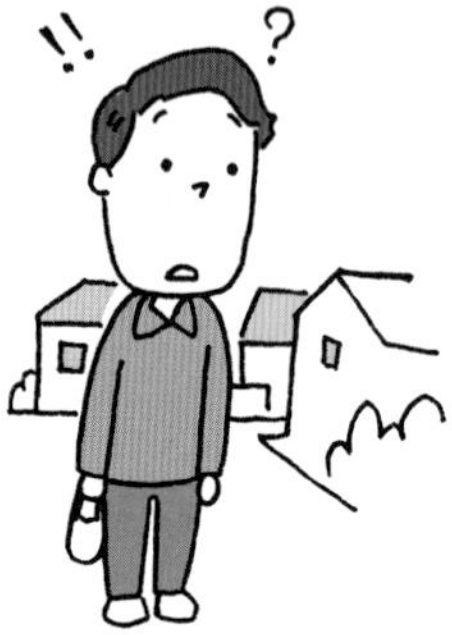

対応のヒント

- 住所，電話番号，緊急時の対応方法を記したヘルプカードを携行する．
- 困ったときの連絡方法を確認しておく．
- 道に迷ったときにはタクシーを利用するよう提案する．
- 携帯電話の GPS 機能を活用する．
- (本人または同行者が) 目立つ色の服装をして，見つけやすいようにする．

▶▶ ポロミナ解説

地誌的障害がある人は，見知った道でも迷子になることがあります．わからなくなると，もとに戻れなくなり，どんどん違うほうへ行ってしまうことがあります．本人の話によると，「この先に行くと知っている所に着くのでは」と思ってしまうそうです．「多少時間がかかっても，迷ったときは戻る」というルールを決めておきましょう．

日頃からSOSの出し方を練習しましょう．道に迷って困ったときの連絡方法やタクシー利用について話し合っておきましょう．また，本人が電話をかけられなくても，携帯電話を持ち歩く習慣をつけると，GPS機能で居場所を確認することができます．

3. トラブル・危機管理に関すること

⑥公の場で女性の胸を触る.

対応のヒント

- 社会人としてのルールや約束事を決める.
- 刺激となるものを遠ざける.
- 法に触れるようなことには毅然と対応する.
- 第三者も交えて，よいこと，してはいけないことを話し合い，約束をする.

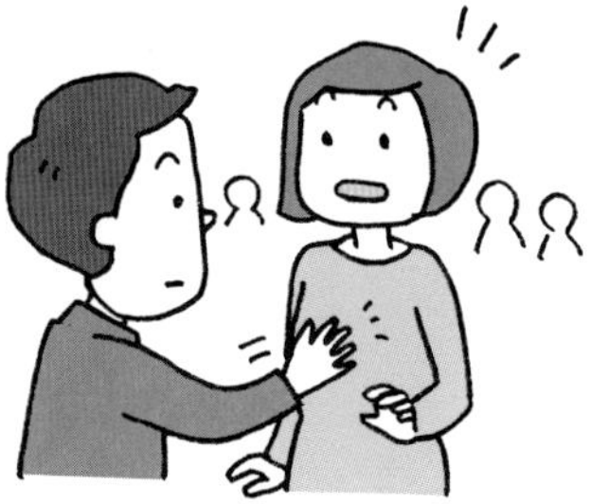

ポロミナ解説

日頃の観察で，きっかけや刺激になっているものを見つけ，原因から遠ざけることが必要です．本人が興味をもっていることや，楽しいこと，熱中できることに意識を向け，達成感をもてるように工夫をしましょう．ひとつのことが気になると修正が難しい場合がありますが，気分を切り替える方法として体を動かすことも有効です．

一般常識に反することや法に触れることには，毅然と対応することが望まれます．本人が理解できるように丁寧に説明し，社会人としてのルールを守るための方法を考えましょう．子ども扱いされるとプライドが傷つき，受け入れが難しくなることがあるので注意が必要です．

性衝動の他に，窃盗に至るケースもあります．手持ちのお金を使い切ってしまったにもかかわらず，欲しいものへの衝動が止められない場合など，その行動の背景を考え，対策を講じる必要があります．

脳の抑制機能が問題なので，家族だけでかかえず，専門職の力を借りましょう．

3. トラブル・危機管理に関すること

⑦地震時に異様に不穏になる.
⑧災害時に避難所で適切な行動ができない.

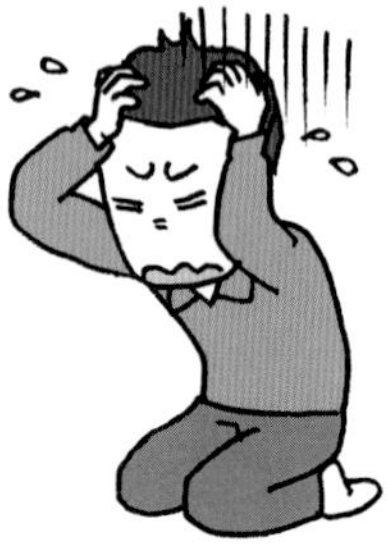

対応のヒント

- 日頃から災害時のことを話し合っておく.
- 安心できるような声かけをする.
- 近隣の避難所を確認しておく.

▶▶ ポロミナ解説

災害時は誰しも気が動転し，冷静に行動することが難しくなります．ましてや高次脳機能障害者は，先が見えないと不安をかかえ，不穏な行動をとりやすいです．安心できる環境や声かけが必要です．

また，ふだんから災害について家族で話し合い，緊急時の避難場所に関する情報（障害者対応の有無を含めて）を入手し，必要なものを準備しておくと慌てずに済みます．

あるご家族は，「人の声や子どもの声が苦手でイライラしやすいので，本人を避難所に連れて行くことがためらわれる．障害特性を配慮してくれる場所があればよいのですが，緊急時にはそれも難しいので，自家用車の中か，少人数の避難所を探すしかない」と話されていました．災害への備えは日頃から考えておきましょう．

p110, トラブル・危機管理に関する専門職からのコメント

4. 交通機関の利用に関すること

①鉄道が運休すると，他の手段を思いつかず，途方に暮れる．
②いつも通っている道や決まった交通機関を，何が何でも使おうとする．

対応のヒント

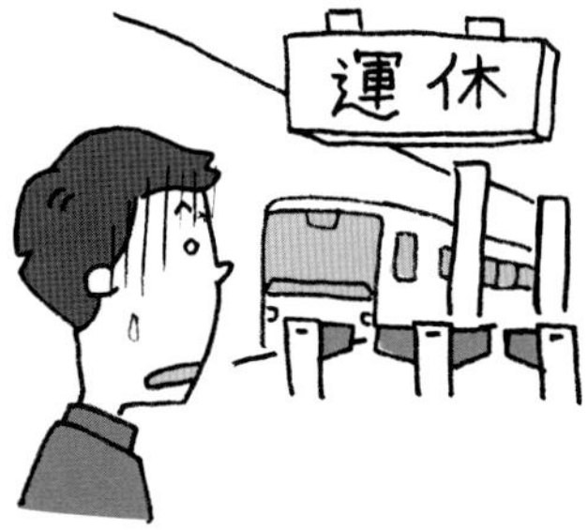

- いつもと違う交通機関を利用するときに備えて，本人と一緒に，わかりやすいルートを確認しておく．
- 本人にとって変更は難しいので，遠回りになっても同じ道を通る．
- わかりやすい道順を本人に示す．

▶▶ポロミナ解説

決まった道は安心できるため，遠回りになっても，いつもと同じ道，同じ交通機関を利用するのが安全です．ただし，交通機関の運休などで，いつもと違うルートを利用しなければならない場合も想定しておかなければなりません．本人に同行して，わかりやすく利用しやすいルートを確認しておきましょう．

いつもと違うルートを利用するときのために，本人が見つけやすい目印を書いた地図を準備している人もいます．半側空間無視がある場合は，無視（失認）のない方向に目印があるように配慮が必要です．目印にしているものがなくなることや，工事中で景観が変わることがありますので，適宜，確認や見直しが必要です．

4. 交通機関の利用に関すること

③乗り物が混んでいたり，騒がしかったりすると，乗車できない．

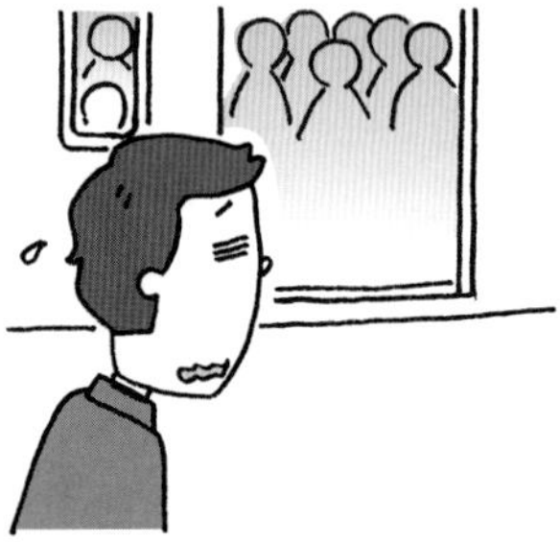

対応のヒント

- 空いている時間や，本数の多い交通機関に変更する．
- 混んでいるときには，「次の列車を待つことが得策」と考えるようにする．
- 時間の問題がなければ，本人の決めた行動を許容する．

▶▶ ポロミナ解説

まわりの音や声に不安定になる人が多いので，公共交通機関はできるだけ空いている時間に利用するとよいでしょう．早めに出かけて，混んでいる電車を1本見送るなど，本人が落ち着ける方法を検討しましょう．自ら判断して次の列車を待つことは賢明な選択と評価しましょう．

↳ p111,交通機関の利用に関する専門職からのコメント

5. 通院・リハビリに関すること

①抽象的な質問には答えられない.「いかがですか」と聞かれると,「変わりない」と答える.
②通院時などに本人の前で症状について話すと怒りだす.

❗ 対応のヒント

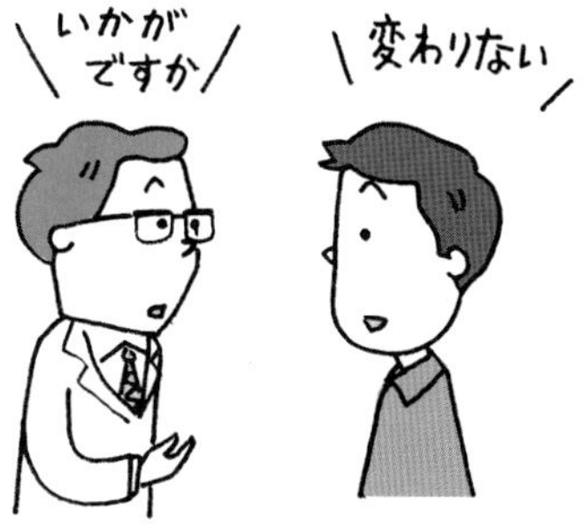

- 「昨日は何時に寝ましたか?」など, 具体的な質問する.
- 本人が答えられないときは,「こんなことあったよね」など, きっかけやヒントを出す.
- 本人の前で話しにくいことは, メモにして医師へ事前に渡すか, 直接伝える時間を別に設ける.

▶▶ ポロミナ解説

抽象的な質問には何を答えてよいのかわからず,「変わりない」と答えることが多いようです. 記憶の問題によって, いつ何があったかなど, 時間の経過を思い出すのが難しいことがありますが, 家族がかわりにすべて答えるのではなく, できるだけ自分の言葉で伝えられるよう, きっかけやヒントを出すようにしましょう.

その返答に修正が必要な場合は, 本人がいない所で伝える工夫をしてください. 本人には間違えた自覚がないので, 修正されると自分の悪口を言っているように聞こえるようです. それをきっかけに家族関係がわるくなることもあるので, 本人の前で話しにくいことは, メモなどで渡すのもひとつの方法です. 認定調査やサービス利用なども同様に考えましょう. 伝え方のコツは, p140の「COLUMN2　パーソナルノート」を参照してください.

5. 通院・リハビリに関すること

③病院での待ち時間をがまんできず，イライラする．
④本人は通院理由を理解できない．

対応のヒント

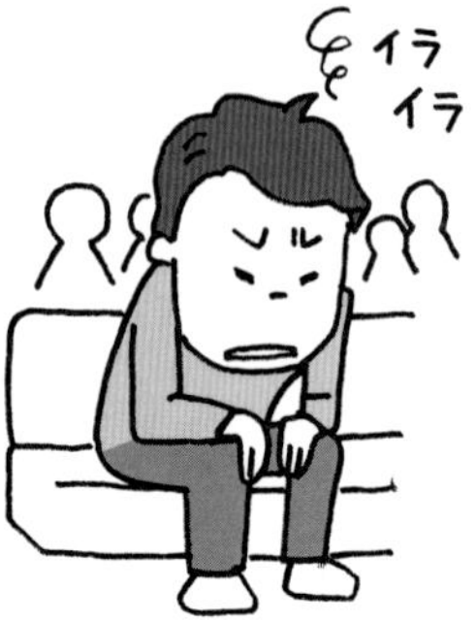

- 待ち時間が長い理由があれば伝える．
- 予約時刻まで別の場所で過ごす．
- 受診の必要性が理解しにくいときは，本人が納得できそうなメリットを伝える（年金がもらえる，薬がもらえる，保険会社からお金が出るなど）．
- 受診後の食事など，本人にとって楽しみとなる計画を立てる．
- 本人がイライラする前に，気持ちを別のことへ仕向ける．

▶▶ ポロミナ解説

待ち時間の過ごし方に苦労されている方が多いことと思います．

患者が多く，診察に時間がかかっているなど，まわりの状況をもとに本人が判断することは難しく，目の前で混んでいる状況を見ても，自分の待ち時間の長さとは別のものに感じているようです．

ふだんの生活と違って病院は刺激も多く，長時間待つだけでも疲労の原因になります．音に敏感な人は，騒がしい環境にいるだけで疲れてしまうようです．耳栓やヘッドホンを付けて，外部の音を遮断している人もいます．また，脱水や空腹でイライラする場合もありますので，水分や軽く食べられるものを持参するなど，工夫してみましょう．

イライラの原因は人によってさまざまです．原因がわかると対応方法も考えられますが，突然怒りだし，受診せずに帰ってしまうこともあります．本人が帰ってしまったときは，家族が医師へ直接，日頃の情報を伝えられる時間ができたと考えてみましょう．

5. 通院・リハビリに関すること

⑤高次脳機能障害のリハビリには何をすればよいのか.
⑥自宅でどのようなリハビリをすればよいのか.

❗ 対応のヒント

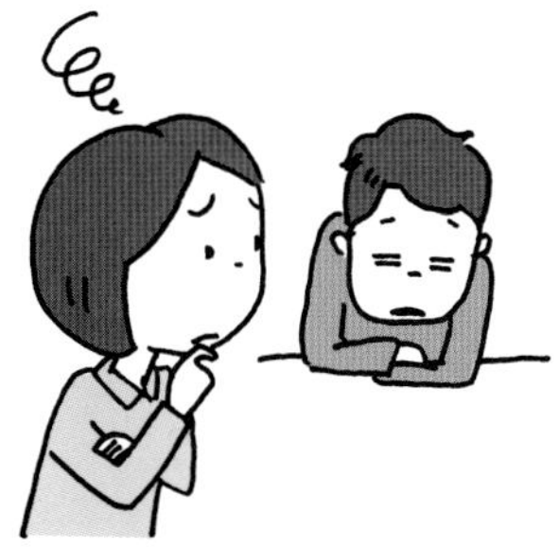

- 日常生活のなかで，本人ができそうなことを見つける.
- 本人の役割や，生活のルールを話し合って決める.
- 苦手になったことは，何があればできるのか，別の方法がないかを検討する.
- 退院後は神経疲労が出やすいので，途中で休憩する時間をつくる.

▶▶ ポロミナ解説

退院するとリハビリが終わるケースも多く，その後のリハビリをどのように実施したらよいのか不安になります．本人の状況を客観的に評価したうえでのアドバイスを家族は望んでいます．

障害の程度やこれまでの生活状況などによって，生活のなかで困ることは一人ひとり異なります．少しでもよりよく過ごせるように家族も必死でがんばっています．しかし，リハビリが本人の許容を超えるとパニックになるなど，逆効果になる場合もあります．

本人の行動を観察し，何があればできるのか，がんばっても難しいのかなどを見極める必要があります．少しの声かけでできることもたくさんあります．通院や通所している場合は，「○△□がしたいが，どうしたらよいか」などスタッフにもちかけてもよいでしょう．

家での困りごとは，医療機関や施設ではみえにくいものです．生活の困りごとを知ってもらう機会にしましょう．

↳ p111,通院・リハビリに関する専門職からのコメント

専門職からのコメント

[1．金銭管理について]

金銭管理には，自分の持っているお金を計画的に使う，本当に必要な物かどうかを判断し，不要な物は買わない，行動を修正するといった遂行機能が影響します．「買いたい！」という欲求を制御することも必要です．また，自分の固執している物をいくつも買ったり，記憶障害により買ったことを忘れたりすることで，金銭管理がうまくいかないこともあります．現在では，本人のまわりに，現金だけでなく，クレジットカード，チャージ機能をもつカード，スマートフォンによる決済など，さまざまな“お金”が存在している環境になっています．本人が混乱せず，また，使ったお金を自覚できるよう，その人に見合った工夫が求められます．

[2．時間管理について]

時間管理には，決まった時刻までにすべきことを計画して準備する遂行機能，集中すべきことに取り組む注意機能が重要です．前述したように，時間感覚が鈍くなり，人それぞれに時間を長く感じたり短く感じたりすることによっても，ちょうどよい時刻に準備できないなどの困難につながります．また，約束に遅れないよう必要以上に早く出かけるなど，時間の見通しを誤ることにもつながります．約束の時刻に間に合うように急かしたりすると今度はそれがストレスになり，ますます順序立ててうまくできなくなります．紹介された対応を参考に，その人が納得し，周囲の人にもトラブルにならない方策を構築する必要があります．

[3．トラブル・危機管理について]

道に迷うという地誌的障害（p102, ④⑤）は，よく知っている風景でもどこかわからない街並失認と，自分の場所や方角がわからなくなる道順障害に分けられます．原因には，空間的な位置関係がわからなくなる場合，視野がかけている場合，歩いても記憶ができないなどが考えられます．また，病院や施設など新たな場所で迷う場合と，もともと生活していた自宅の近所などで道に迷う場合，その両方の場合があります．ランドマーク（目印）になる建物の意味がわからないと覚えられないですし，見た物の意味がわからないと覚えられません．見た物で覚えるのが得意か，言葉（家から出て右に曲がって1つめの角を右に・・・）で覚えるのが得意か，その人によって覚えやすい手段を探ることが必要です．

[4．交通機関の利用について]

高次脳機能障害のある人はさまざまな刺激を一度に処理することが難しいようです．①②（p105）は計画の変更というストレスに対応することができない状況です．遂行機能の障害によるものです．③（p106）は騒音の刺激がストレスになっています．騒音の刺激は注意力を低下させ，感情のコントロールを困難にさせます．通常，人は聴覚から入るたくさんの刺激から必要な音だけを注意して聞くことができます（うるさい場所で友達と話していても友達との会話が通じます）が，これがうまくいかないということも原因のひとつです．できるだけ静かな場所で刺激が多すぎない環境を整えられるといいですね．

[5．通院・リハビリについて]

高次脳機能障害のある人の多くは，病態失認が認められ，自分の症状を認めず「大丈夫, 自分は普通だ．これまでと変わらない」と思っています．しかし，その反面，生活のなかで違和感（なんだかうまくいっていない感じ）はあるのです．②③④（p107,108）はそれを指摘され，自分はわるくないのに責められたと感じ，感情のコントロールも困難であることから怒りをあらわにしたのだと考えられます．客観的に自分を見つめて「気づく」ことができなくなっているのです．また，①（p107）のように漠然とした質問に答えられないのは，病態失認に加えて，遂行機能障害や注意障害があることで，何を答えてよいかわからず困惑しているのです．

4 就労・福祉・相談編

1．福祉サービス利用に関すること

①どのような制度・サービスを使えるのかわからない．
②介護保険サービスと障害福祉サービスの違いがわかりにくい．

▶▶ ポロミナ解説

障害年金や精神保健福祉手帳，身体障害者手帳，自立支援医療，障害者支援法などは，資格要件に該当すれば，申請により取得・利用できます（申請主義）．どのような制度・サービスを利用できるか，病院の医療相談室（ソーシャルワーカー），市役所・町村役場・区役所に問い合わせください．

地域に障害者の相談機関・支援団体があります．今後のことを考え，退院時に相談機関を紹介してもらいましょう．また，失語症や脳卒中の会，高次脳機能障害の家族会にも情報がたくさんあります．ご相談ください．

1．福祉サービス利用に関すること

③通所施設に通ったが，本人が嫌がる．
④「ここは自分の通うところではない」と言う．

❶ 対応のヒント

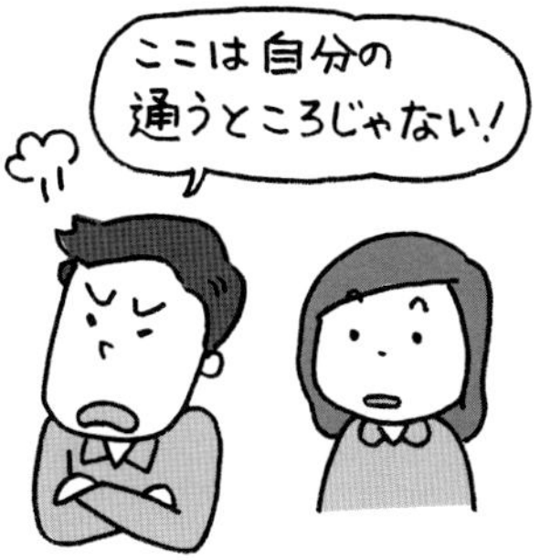

- 通所を嫌がる理由を本人に聞く．
- 通所先のスタッフに通所中の本人の様子を確認し，対応できる理由であれば，解消に努める．
- 本人が信頼する第三者から，通所する必要性を繰り返し伝えてもらう．
- 通うことのメリットを伝える．
- 複数の施設を見学する．

▶▶ ポロミナ解説

病識欠如のため，障害者の通う事業所やデイサービスは自分の居場所ではないと感じることも多いようです．「通所しなければいけない」と一方的に話しても，本人は納得できません．本人の考えや気持ちを知ろうとする丁寧な対応が大切です．家族から伝えると，本人は否定されたと感じてしまうことも多いので，本人が信頼している第三者から伝えてもらうことも一案です．

施設には活動内容に特色があります．本人が興味をもてる内容か，人数規模はどうか，通いやすさはどうかなど，本人に合った場所を検討しましょう．ある奥さんは，通所の日は「お仕事行ってらっしゃい」と見送り，本人は納得して通っているそうです．

1．福祉サービス利用に関すること

⑤人との関係をつくれず，集団のなかでうまくやれるか心配がある．

対応のヒント

- 家族や支援者が間に入ってきっかけをつくる．
- 同じ障害をもっている人の集いに参加する．
- まず，少人数の集まりに参加する．
- 趣味活動など興味がありそうなことに参加する（見学する）．

ポロミナ解説

対人関係をうまくつくれないことを対人関係拙劣といい，高次脳機能障害の症状のひとつです．感情をコントロールできないこと，言動にこだわりがあったり，抑制がきかなかったりすることにより，他者とのかかわりがうまくいかず，人が離れていくことを経験します．相手に障害の特徴と対応方法を伝え，本人の言動をある程度は受けとめてもらうなどの調整が必要です．

相手の感情を読み取れず一方的な会話になることも多いのですが，まわりの配慮により，他者のいる場に参加することは可能です．いろいろな場所に参加することは，脳によい刺激となります．ただ，その後の神経疲労には注意しましょう．

p125,福祉サービス利用に関する専門職からのコメント

2．年金・手帳に関すること

①障害年金を申請したが，非該当となった．
②障害年金初回申請書類の現況届の書き方がわからない．
③手続きが複雑で，更新を忘れてしまいそうで心配になる．
④障害年金，精神障害保健福祉手帳，自立支援医療など，制度により更新時期が異なり，負担が大きい．

対応のヒント

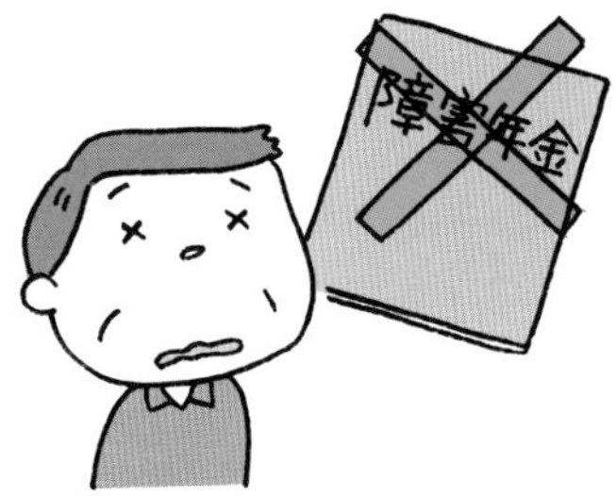

- 日常生活の状況を観察し記録しておき，主治医に伝える．
- 他の障害の診断書を合わせて申請すると（たとえば，高次脳機能障害と肢体不自由など），等級が上がる場合がある．
- 各制度の更新時期を記録しておき，事前に診断書を依頼しておく（3カ月前から更新可）．更新を知らせる通知が届いたら早めに病院に連絡し，診断書の依頼を相談する．
- 受診予約は更新時期に近い月日に設定する（とくに年1回の受診の場合には，更新月以降の受診にならないように）．

ポロミナ解説

医師が作成する診断書には，受傷から現在までの状況が記載されます．医師が自宅での生活に理解があればよいのですが，診察の場面だけでは障害の状態を十分に把握できません．家族が日常生活の記録を提示することで，診断書に障害の状況を反映できます．

診断書では伝えきれない日常の状況をとらえる必要があり，現況届の記載が重要になります．障害年金はひとりで生活した場合を考えて評価します．p140の「COLUMN2　パーソナルノート」を参照してください．

↳ p125，年金・手帳に関する専門職からのコメント

3．就労に関すること

①障害を伏せて就職したが，「仕事ができない」と叱責される．
②職場に復帰したが，まわりが障害を理解してくれない．
③できない仕事を引き受けてしまう．

対応のヒント

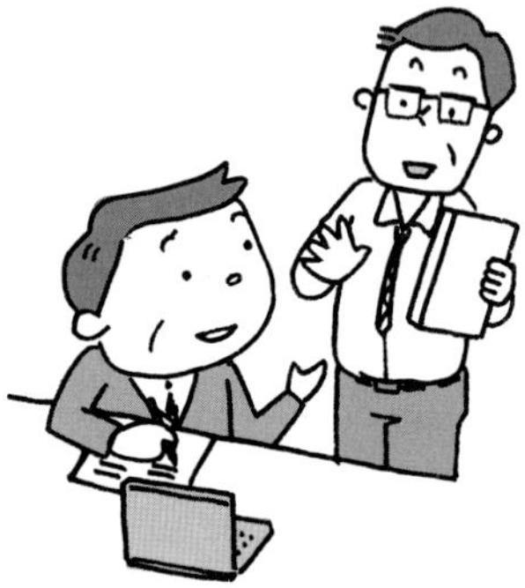

- 職場と職場外で相談できる人（上司や同僚，ジョブコーチやソーシャルワーカー）を決めておく．
- 職場に本人の状況を伝え，支援・協力してほしい具体的な内容を伝える．
- 本人の障害を理解している専門家に，職場との調整を依頼する．
- 失敗体験があったときは，どうしたらよいか一緒に考える．

ポロミナ解説

高次脳機能障害は“みえない障害”です．障害を伏せて就労すると，まわりの人が障害を理解できず，本人にとって働きにくい環境となります．逆に，障害を伝えて就職している場合は，職場の理解を得やすいという利点があります．ジョブコーチなどの支援も受けられます．本人をよく知る専門職が職場と調整してくれると，障害に対する理解も進み，継続して働ける環境が整います．何かあったときに支援してくれる人を明確にしておき，早期の解決につながるようにするとよいでしょう．

3. 就労に関すること

④就労意欲はあるが，現在の能力では難しい仕事，受傷前と同様の仕事を希望する．
⑤就職してもすぐやめてしまう．

対応のヒント

- 支援者に，本人に適した職種・働き方のアドバイスをもらう．
- 公的訓練施設（地域障害者職業センターなど）を利用し，能力評価・職業訓練を実施してもらう．
- 就労移行支援・就労継続支援事業所を利用する．

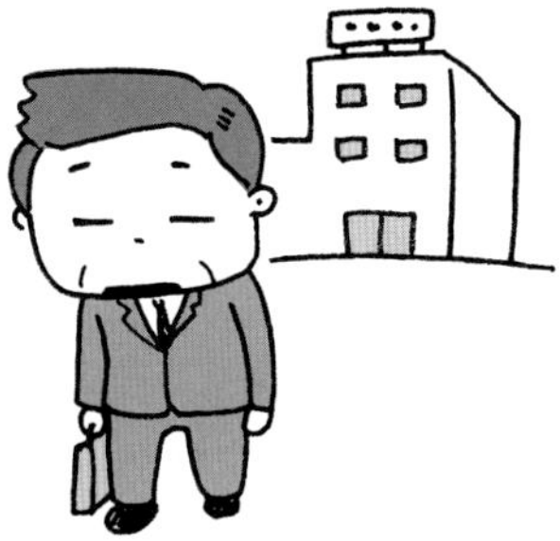

ポロミナ解説

受傷後の自分を認識できないことも多く，現在の状態に合わない仕事を希望する，自分に適した仕事がわからない，などの理由で就労につながらないことがあります．また，本人の能力に合わない仕事に就いた結果，うまくいかず離職することもあります．

就職活動の際には，本人の障害を理解している支援者に協力してもらうことが大切です．客観的なアドバイスを得ることで，本人が現在の自分自身を理解することにつながります．

働くことが自己肯定につながる男性も多く，就労を焦る様子もみられます．働く目的を本人・家族・支援者と話し合い，本人が能力を発揮できる職場への就労につなげましょう．状況に応じて，就労移行支援や就労継続支援を利用することもできます．

➡ p125，就労に関する専門職からのコメント

4．相談に関すること

①本人が困っていても，相談手段を思いつかない．相談相手がわからない．
②本人が困っていないので相談できない．

対応のヒント

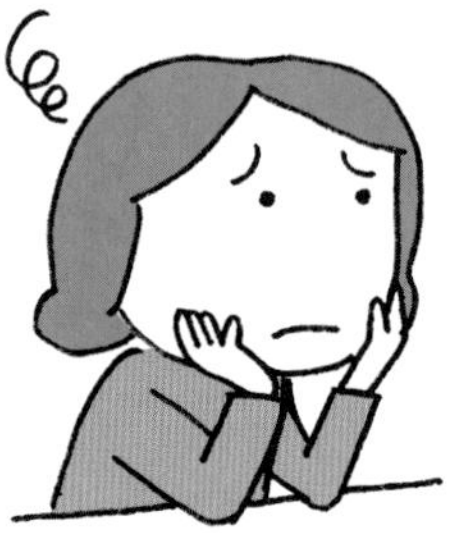

- 相談できる場所や人と関係をつくっておく．
- 定期的に通う場所をつくっておく．
- 本人がかかわる場所には，事前に障害の状況や困りそうなことを伝え，具体的な対応方法を理解してもらう．
- 困ったときの対応方法を本人とシミュレーションする．対応方法をメモして持ち歩く．

▶▶ ポロミナ解説

受傷によって，日常生活のさまざまな場面で支障をきたしていることを家族は見ています．本人は受傷前と同じようにできない自分に気づいている場合もありますが，多くの人は「自分は治った．何も困っていない」と言います．これは病識欠如という症状です．通院や通所，外出に家族が付いてくることが理解できず，また，病気の話をしても自分は関係ないと思っています．急な予定変更などに臨機応変に対応できずに困ることも多く，そのときに適切な人に相談や連絡をできないことも多いです．

困りごとが起こったときにすぐにフィードバックをすることで，適切な行動が身につくこともあります．時間がたつと，困ったこと自体が記憶からなくなり，後から話しても，本人には不快な感情だけが残り，逆効果になることがありますので注意しましょう．なお，家族に対してはプライドがあるため，第三者（通所施設の職員や相談員）からアドバイスしたほうが納得することもあります．

4．相談に関すること

③見ためではわからない障害なので，まわりの人にわかってもらえない．
④支援者に理解してもらうのが難しい．

❶ 対応のヒント

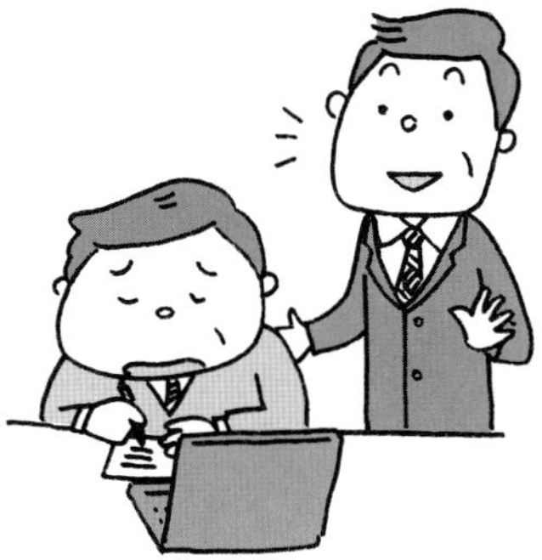

- 障害を伝えるために，症状のチェックリストを利用する(p140の「COLUMN2 パーソナルノート」を参照)．
- 言葉の他に記録したもので伝える．
- 「××ができない」よりも，「○○があればできる」と伝えたほうが効果的

▶▶ ポロミナ解説

短時間の接触では理解してもらえないのが，この障害の特徴です．わかりやすく伝えるには，具体的に「○○があればできる」と伝えるのが効果的です．

また，入院や入所などで支援者が複数いる場合は，障害の状態を全員に同じように理解してもらうために，客観的な表現でパッと見てわかるような箇条書きにした説明を用意しておくと便利です．

入院などで環境（人や空間）が変わることは，本人にとって厳しいことですが，少しでも居心地よく過ごせるように，支援者に理解してもらえるチャンスを大事にしましょう．

4．相談に関すること

⑤成年後見制度を受けたほうがよいのか．

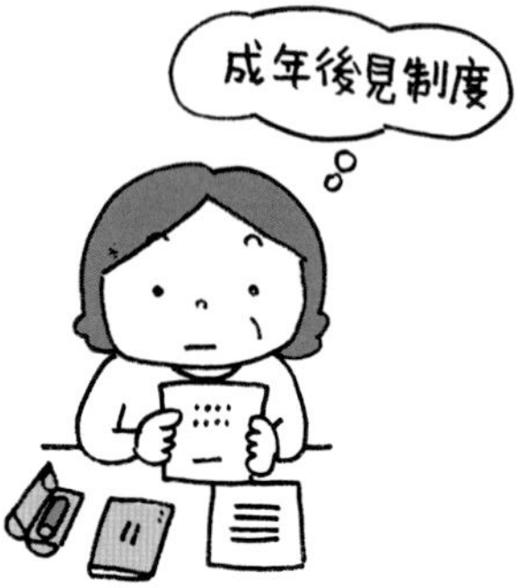

▶▶ ポロミナ解説

成年後見制度は，判断能力が不十分な人を保護・支援するための制度です．後見人などが本人を代理して，契約などの法律行為や不利益な契約の取り消しなどを行えます．契約の問題などで悩んでいる方は，一度相談するとよいでしょう．

利用方法や手続きは，市町村に設置されている地域包括支援センターや社会福祉協議会，成年後見制度にかかわる専門職団体（弁護士会，司法書士会，社会福祉士会など），家族会などで相談できます．

➡ p126，相談に関する専門職からのコメント

5．対応に苦慮するケース

①目的地が遠いのに歩いて行こうとする．
②急行電車に乗ってしまい，次の駅から歩いて深夜に帰宅した．

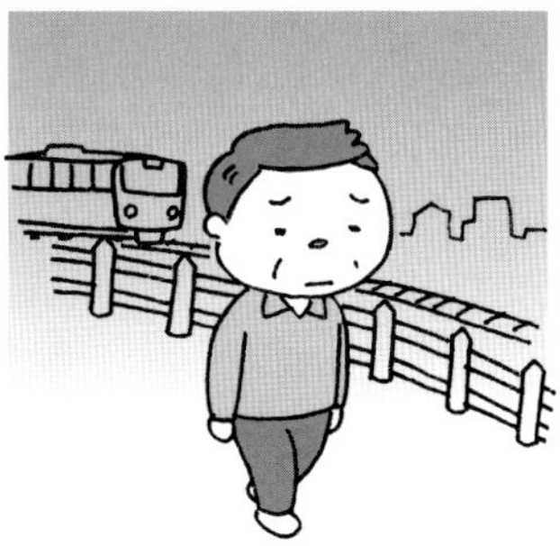

▶▶ ポロミナ解説

ご家族から相談を受けました．とても歩いて帰るには遠い距離ですが，本人は歩けると思ったそうです．帰宅が遅くなり，ご家族は相当心配されたことでしょう．

本人が歩きたい理由（あるいは，公共交通機関を利用したくない理由）を確認し，過度に体に負担がかからない方法を話し合いましょう．

日常と異なることが起こったときにSOSを発信することが苦手で，最善の方法をとることも困難です．夏には脱水症の心配もあります．問題が発生したときには，次はどう対応したらよいかを本人と話すことも必要です．第三者から本人にアドバイスしてもらうことも有効です．

5．対応に苦慮するケース

③家族は自動車運転免許証を返納したいが，本人が拒む．

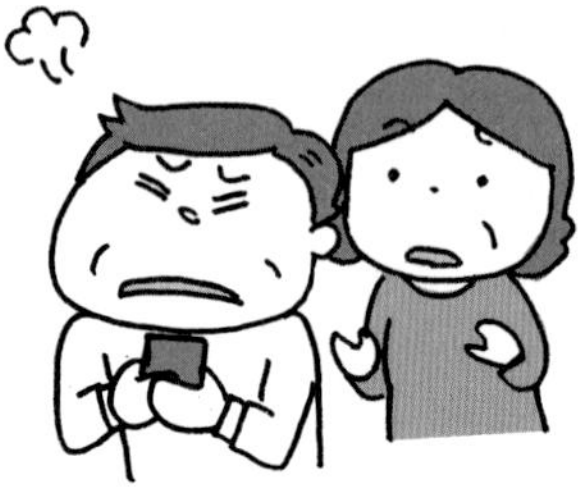

▶▶ ポロミナ解説

男性にとって運転免許証は大事な証明書．本人もいままでどおり運転できないイラ立ちをかかえています．妻が返納について話すと反発することも多いので，医師などの第三者から伝えてもらうのも一案です．

ある奥さんの作戦を紹介します．

免許の更新時期が近づいてきたので，旅行に行ったり，楽しいエピソードを盛り込んだり，車なしでできることをいろいろ体験してもらいました．いよいよ免許更新の案内が届いたとき，本人から「返納するかな」と言ってくれ，証明書（運転経歴証明書）に変えられたそうです．

5．対応に苦慮するケース

④運転中にいろいろなハプニングが起こる.

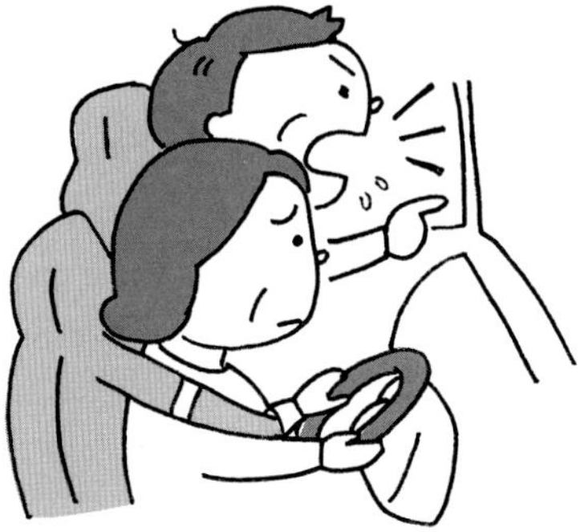

▶▶ ポロミナ解説

自分でいままでどおり運転ができると思っており，妻に運転の指示を出そうとします．安全のために，後部座席を本人の指定席にすることも必要でしょう．

あるご家族のエピソードをお伝えします．

夫が助手席から「あっちの車線に入れ」「右に曲がれ」と，運転している私の目の前に手を出して指示するので，バックミラーが見えにくくなるうえ，本人がイライラするので困っています．早めに停止すると「どうして止まるんだ！」と怒りだし，横から私を殴ろうとしたので手を出したところ，夫の手とぶつかり小指を骨折してしまいました．それ以来，夫は手を出さなくなりました．

日頃，本人に代わって妻が運転している場合は，苦労されている方が多いことでしょう．なお，高次脳機能障害の運転適性について検討がはじめられています．

5．対応に苦慮するケース

⑤交通マナーのわるい車や人に激怒して，抗議する．

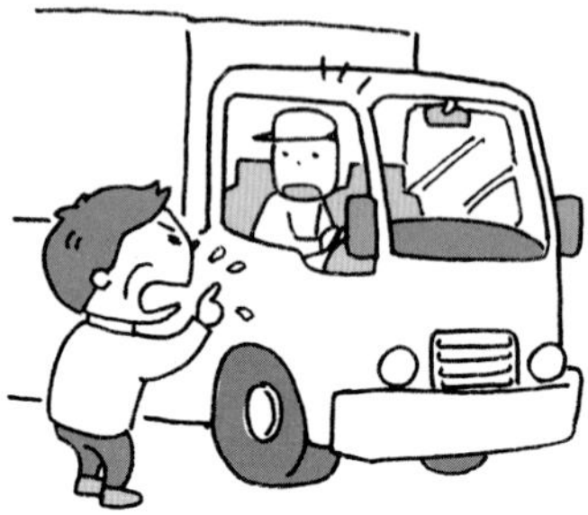

対応のヒント

- 外出は，交通量の少ない時間を利用する．
- 乗車中は好きな音楽などをかけ，他のことに注意が向くようにする．

▶▶ ポロミナ解説

本人は，言わずにはいられない状況にあります．本人の意識をできるだけ別のことに向けるか，交通量の少ない時間に余裕をもって出かけるとよいでしょう．

また，怒りだしそうなきっかけを見つけ避けるようにし，注意して逆上された場面をときどき意図的に話しておくとよいでしょう．

➡ p126，対応に苦慮するケースに関する専門職からのコメント

専門職からのコメント

［1．福祉サービス利用について］

障害福祉サービスや高次脳機能障害に関する制度の情報は，専門機関に聞くことでわかります．しかし，サービスを利用してみるとなると簡単ではありません．サービスを利用することへの不安，拒否などにより，前向きになれない場合があります．困りごとをよく聴き，利用による効果をふまえて考えてもらえるよう，丁寧に話すことが大事です．本人の立場に立ち，気持ちを想像し，どうように伝えるか，誰が伝えるかを工夫する必要があります．そして，サービスを利用して新しい生活を送ってみようと，前向きな気持ちになれる後押しに力を注ぎたいです．

［2．年金・手帳について］

よい医療を受けるためには，医師などの医療職から本人にかかわるだけでは不十分です．本人や本人のことをわかる人が，健康状態や生活状況を正確に伝えることで，よい医療環境がつくられます．診断書を作成するときや，新しくかかわる人と出会ったときには，パーソナルノートを活用し，まわりの理解を深めたいです．

また，手続きにあたって，まわりの人が段取りよく進めていくことがあります．時間はかかるかもしれませんが，名前や住所を書くなど，できることから本人に任せるかかわりも必要です．自分のこととして意識してもらい，「誰かに任せよう」「どうでもよい」という姿勢にならないよう，本人を主体にすることも意識したいです．

［3．就労について］

就労にあたっては，高次脳機能障害による就労能力の評価が必要です．これにより，働く力を本人が把握することと，まわりに伝え把握してもらうことにつながります．この両者で，本人の働く力についての理解が一致していると，適した仕事内容や環境が整えられ，負担がかかり過ぎず，長く働き続けられます．

とくに配慮したいのは，働くなかで本人はさまざまなストレスと闘っていることについてです．高次脳機能障害がありながら，労働者として期待される役割を遂行しようと，孤独にがんばっている場合があります．まわりにいる私たちは，そのがんばりに目を向け，応援する姿勢をもってかかわり，働くエネルギーを与えられる役割になりたいです．

［4．相談について］

何か問題が起こったときには，その問題を専門とする人に相談したいです．しかし，そこで解決方法を提案されたとしても，本人が相手の話を聴き，実行してみようと思えないと，まったく意味がありません．そのために，ふだんの生活から，本人が信頼している人，話を聴こうと思える人を見つけておくことが大事です．本人が耳を傾けるその人を介し，専門家につないでもらう方法があります．相談に向かう段取りが重要です．また，将来への備えとして，本人のことをわかる人を増やし，ネットワークを広げておきたいです．

［5．対応に苦慮するケースについて］

困ったと思われる言動については，その言動を行っている本人が変わるか，受けとめるまわりの人や環境が変わる必要があります．まわりが変わり，気分転換になるかかわりや，別の楽しみを一緒に見つけることで，本人にも変化がみられます．ゆっくりと変化し，年単位の時間がかかります．変化があってもまわりが許容できる範囲にも限界があり，とくに犯罪や事故につながりそうであれば，線引きをし止めてもらわなければなりません．また，本人の行動をうまく変えられない場合には，医師と相談し薬物療法を考える場合もあります．

一見不可解な行動に思えても，本人がそうしたい思いをよく確認し，安全に意思に添った行動に導けるようサポートをしたいです．

第4章

ケアする人をケアする 妻の会から「ポロミナ」へ

受傷による危機的な状態を乗り越えた後,「命が助かった」とほっとしたのもつかの間，退院後の夫の言動への戸惑い，喪失感や先を見通せない不安など，家族はさまざまな葛藤をかかえています．

筆者の夫は，転落事故で脳挫傷の後遺症をかかえることになりました(第２章の事例4を参照)．退院してから別人のようになった夫の姿に驚くばかりでした．そんなとき,「コロポックルさっぽろ」の職員から「同じようなことで悩んでいる妻たちがいる．子どもを当事者にもつ親とは悩みが異なるので集まって話をしてみないか」と声をかけられ, 2005年9月に30歳代から50歳代の妻4人集まったのが「妻の会」のはじまりでした．

1回目は，自己紹介と夫の状況を話すのがやっとで「それはつらかったね」「がんばったね」と声をかけあい, 話すほうも聞くほうも涙を流しながらのあっという間の時間でした．ここではじめて知り合ったにもかかわらず，なんでも話していいような雰囲気と安心感がありました．それ以来2カ月に1回，現在まで一度も休むことなく続いています．

2014年に奥さんが受傷されたご主人が相談に来られたことを機に, 誰でも参加しやすいように，会の名称を「妻の会」から「ポロミナ（アイヌ語で“大きく笑う”という意味)」に変更しました．その後，親や兄弟姉妹の参加も増え, 会話の幅も広がっています．現在約80名の登録があり，１回の参加者は20名前後になっています．

ポロミナは，定期的に集まって日頃のことや困っていることを自由に話し合うスタイルで活動しています．大事にしているのは，悩んでいる人の話をじっくり聞くこと，そして，困っているエピソードを皆で考えることです．そのなかで，誰かの発言が誰かの役に立つことがあり，同時に，話しながら自分のことを振り返る時間にもなっていると感じます．解決できないことも多いですが，参加した方から「これでまた2カ月がんばれます」という声も多く聞かれ，この会が続いている理由がここにあると思います．

最近は，いろいろなエピソードをテーマに，意見を出し合って皆で考えるようになりました（「第3章 夫とおだやかに暮らす知恵　夫の行動研究から」を参照）．必要に応じて少人数の会を開き，また，「出張妻の会」では，帯広，函館，旭川，余市など，道内の奥さんに会いに行ったり，遠方では東京で柴本礼さんのコウジ村と交流したりしています．「出張妻の会」は，奥さん方の息抜き，気分転換にもなっています．

一方で，いろいろな事情があり，最初の数回で参加されなくなった方，本人を家において出かけられない方もいます．年間の予定や会の様子を伝え，「いつでも集まれる場所がいつもここにある」ことを発信し続けています．

新しく参加された方からは，「ここに来て，やっとわかってもらえた」「同じ経験している人の話は役に立つ」という声を聞きます．その言葉が私たちのエネルギー源となっています．ポロミナの皆さんはとにかくよく話し，よく食べ，よく笑います．シビアな話も笑い飛ばせるようになるには，時間の経過と仲間の存在が欠かせないと思います．

この章では，ポロミナの活動を通し，一番身近な支援者である妻の置かれている現状と日常生活の課題，家族の生の声をまとめました．

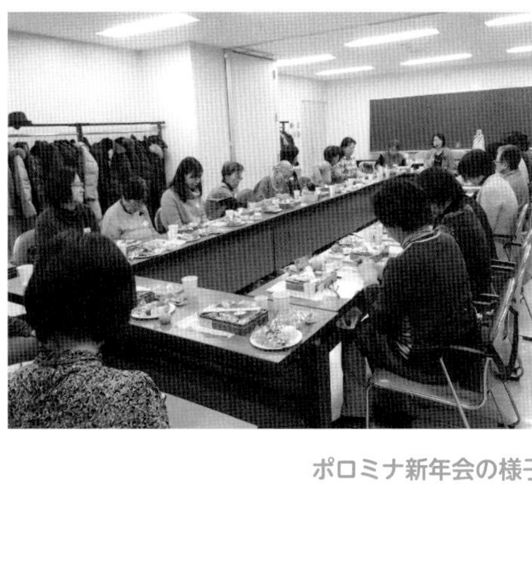

ポロミナ新年会の様子

1　しだいにみえてくる障害と困りごと

「病気や怪我がよくなれば，もとに戻る」と思い，時間の経過とともにできることも増えますが，受傷前とは明らかに違う行動や特徴がみえてきます．家族は，「がんばってできることと，がんばってもできないこと」があるのを知ります．

1. 行動の変化に戸惑う

・受傷前には簡単にできていたことができない
・話の意図が伝わらない
・妻が忙しくしているのに，夫は1日中テレビを見ている
など，そのギャップに驚きます．

入院中に「高次脳機能障害の可能性があります」「記憶に障害が残ります」と説明されても，それが日常生活でどのように現れ，支障になるのかを家族はイメージできません．また，どのように対応するのがよいのかわからず，家で役割をもたせる，散歩や買い物などに連れ出すなど，少しでも回復の助けになればと手探りでかかわってきました．

しかし，家族のがんばりに反して，おだやかだった夫が突然キレて，乱暴になる，何か相談しようとしても「わからない」と言い，まったく相談にならないことなどに，戸惑われている方も多いのです．

変わってしまった夫の姿を目の当たりにし，妻たちは，夫を怒らせないように気をつかい，がまんし続けたり，自分の対応がわるいと自分を責めたり，思うようにならない苛立ちを夫に向けて落ち込んだりしながら，何とかしようとしているのです．ストレスが原因でうつ状態になる人や，体調を崩して病院を受診している人も少なくありません．はじめてこの障害と向き合う家族は，知識もなく対応方法を知りません．いま

までの常識が通用せず，うまくいかないことが多く，妻にかかる重圧は大きいものです．

退院後に予測されることや困りごとに対してアドバイスや相談できる場所の紹介など，入院中から退院後の生活を見据えた支援が必要です．

2. 退院後の生活やリハビリテーションの方法がわからない

高次脳機能障害の診断基準ができ，診断を受けて退院される方が増えました．しかし，退院後に支援が継続されていない現状があり，自宅に引きこもっている人もいます．また，通院では，本人の症状を伝えるくらいで，生活状況や家族の困りごとまで話す時間はありません．

症状が重度の場合，本人をひとりにできない方は，退院後に相談に出向くこと自体が難しく，軽度の場合は，まわりの人に困っていることが伝わりにくく，本人の行動範囲が広いので目が離せないということもあります．「症状が重い人がたいへんで，軽い人は楽」と言えないのが，この障害の特徴です．

退院後にただ生活するだけではリハビリテーションにならないのが現実です．そのため，家族が正しい知識をもてるような支援が欠かせません．退院から始まる高次脳機能障害とのつきあいを少しでもおだやかにするためにも，専門職からの情報提供が必要です．

3. 夫の失業と経済的不安

夫がリストラされた，失業した，職場で降格されたなど，障害によっていままでのように就労できないケースが多く，収入は激減します．家のローンや生活費，教育資金などの課題があります．

傷病手当金や雇用保険，障害年金，事故の賠償金などはすぐには支給されません．収入を得るため，妻が複数の仕事をかけもちで働いているケースも多く，小さなお子さんがいる場合には就業時間の制限も加わり，生活が困窮することが予測されます．子どもの教育費や生活費までも切り詰めてやりくりしているのが実情です．

4. 夫への対応，子育て，親の介護問題が同時進行

妻は仕事の他，さまざまな手続き，子どもの進路，親の介護など，対外的な交渉や対応に追われ，落ち着いて考える余裕や時間がありません．精神的に追い詰められると夫のサポートにも向き合えず，対応が後手になり，その結果，物事がわるいほうに進むことさえあります．

また，妻が介護するのは当たり前という考え方が根強く，妻自身も「いい妻になれない」とプレッシャーに押しつぶされそうになり，自分を責めてしまいがちです．

5. わかってもらえない“みえにくい”障害

福祉制度は申請主義のため，自らいろいろな機関に出向かなければ情報を得られません．本人は病識をもちにくく，自分のことを客観的に伝えられません．外見上に麻痺などの障害がないため，支援者の理解が得られにくいことも多く，その結果，適切なサービスが受けられないなどの問題があります．また，すぐには障害が顕在化せず，失敗を繰り返しているうちに不適応症状が現れる場合もあります．

高次脳機能障害は，生活のなかで現れる障害のため，たまに会う人や親戚の前など短時間の接触では，困っている様子が伝わらないことが多くあります．本人の話だけを聞いて，妻の対応がわるいと受け取られ，妻のがんばりが理解されないことがあります．一番わかってほしい人に，本人のことを理解してもらうには，たくさんのエネルギーが必要です．

退院の調整には，本人，家族の状況を客観的に見ている第三者の介入が必要であり，本人にかかわる人を巻き込んで，支援方法を検討することが重要です．

6. これからの夫との生活

ある日突然，「命が助かるか，助かっても寝たきり」という究極の状況から，”奇跡の生還“を果たし，その回復に，医師からのシビアな説明はどこかに消えて，「これで，もとの生活に戻れる」という“錯覚”とともに退院します．そして，その後の生活で現れる症状によって“現実”に引き戻されます．受傷後，3年，5年と経過するにつれ，将来のことや，子どもが巣立った後，夫との生活にどのように向き合って行くのかなど，課題が変化して行きます．

夫の受傷時期が定年前後の場合は，妻は介護に専念できる一方，夫婦ともに年齢が高くなるにつれ，加齢や病気など新たな課題が発生し，妻が動けなくなった場合，夫の介護や手続きなどを，誰に頼ったらよいのかなどが問題になります．

一方，働き盛りの夫が受傷した場合は，経済的問題や子育てに課題をかかえるだけでなく，受傷により夫が別人格になったと感じ，結婚生活の意味について思い悩み，結婚生活を続けられるかどうか揺れている人も多いと思われます．この世代には「離婚を考えたことがあった」という人が多く,「子どものことを考えて思いとどまった」という意見もみられています．なかには家庭生活が破綻し，離婚した人や子どもを連れて別居した人もいます．

発症時期がいずれの年代であっても，妻には，さまざまなストレスなどによる身体面，精神面の健康問題が予測されます．妻たちが自分の健康に意識を向け，適度な休息や気分転換の機会をつくることが必要です．妻が元気でいることが，夫や家族全員の生活の質につながっています．

ある奥さんの言葉です.「健康だった頃の夫との生活より受傷後の生活がこれから長くなり，高次脳機能障害のある夫との生活がふつうの日常になっていくのだと思う」 この先の生活が“ふつう”と言えるためには，長期にわたるサポートや仲間の存在が不可欠だと考えます．

2 ケアする人をケアすること

高次脳機能障害の診断基準ができ，本人への支援は少しずつ整ってきましたが，ケアする人への支援は立ち遅れたままです．また，相談窓口があっても，仕事や育児などの理由で出向くことが困難な人もいます．

妻の会は,4人の妻たちの叫びでスタートしました．それから2カ月ごとに集まりを重ねていくうちに，自分のことを話すだけでなく他の人の話に耳を傾けるようになり，高次脳機能障害についての知識を得て，たくましく成長してきました．いろいろなご家族の体験を聞くうちに，夫の障害を深く理解し，別れようと思っていた妻が，このまま続けようと腹をくくったケースもあります．

この活動を通して，本人を支えるためには，ケアする人（家族）を支援することが重要であると感じています．ケアする人（家族）が落ち着いてくると，本人が落ち着くことを経験します．会に参加した妻が元気になっていく姿から家族が心身ともに安定し，安心できるための支援が必要と考えます．

時間の経過とともに問題や課題は変化します．その後に続く長い人生を，夫とともに少しでもおだやかに過ごせるよう，その時々にあわせた継続した支援を，さまざまな職種の方々と一緒に考えていきたいと思います．

1．家族は，身近で最大の支援者

家族には長期戦への覚悟と観察する力が求められます．症状の多くは脳機能の障害によって現れていることを理解する必要があります．それが症状によるものとわかっていても，日々繰り返される現実を受け止めることは厳しいことです．しかし，その行動が，脳機能の障害によるものと理解するのと，しないのとでは受け止め方が大きく違います．

日常生活をていねいにみていくと，本人ができないことがわかってきます．そのうえで「こんなときはイライラする」「ここではこんな展開になりそう」などの行動のパターンがわかると，混乱を回避することができます．できなくなったことを追い続けるのではなく，できるためには何があればよいのか考えることが，生活の再構築に結びつきます．これが家族の大切な役割だと思います．

2．家族による家族支援

家族どうしの相談の場では，同じ体験をもつ人が，相談者の悩みを実体験として共感できる場面が多くあります．相談者は，経験した家族の体験を聞くことで，その後の生活をイメージしやすくなる利点があります．同時に，支援する側の家族は，自分を振り返り初心に戻って，いま一度，本人と向き合う機会になっています．

解決できることばかりではありません．ですが，相談者の話を黙って聞き，「がんばったね」とうなずき，一緒に泣き，笑い，怒る．このやりとりが，本人家族たちがたいへんなことをも乗り越える力に結びついているように思います．

ある奥さんは，ポロミナへ参加した当初，うつむきがちで口数も少なく，つらそうな様子でした．しかし，皆さんの話を聞き，繰り返し参加されるうちに少しずつ笑顔がみられるようになり，その後も継続して参加されています．

話したいと思える時間やタイミングは一人ひとり違います．その人のペースにあわせて参加できる，そんな会でありたいと考えています．

家族による家族支援は，その後の長期戦になくてはならない大切な生命線であり，社会資源のひとつと考えます．全国に高次脳機能障害の家族会があります．お近くの家族会にお問い合わせください．

NPO法人日本高次脳機能障害友の会　http://npo-biaj.sakura.ne.jp/top

3　お父さんのこと　子どもたちの声

父親の受傷によって，その子どもたちも大きな影響を受けています．以下は，過去の「ポロミナ通信」から抜粋したものです．

Aさん（2014年2月号より）
次女，24歳（父受傷時；小学4年生）
［父親の受傷］脳腫瘍（1998年，当時46歳），
脳梗塞（2007年）
［おもな症状］記憶障害，感情のコントロール障害，歩行の障害

ある日の妻の会で，「子どもたちは，高次脳機能障害となった父親のことを，どのようにみてきたのだろう」ということが話題になりました．娘を車に乗せたとき，父親のことを聞いてみました．
「病院に連れて行ってもらったとき，手術したパパを見てすごくびっくりした．そのとき，これはたいへんな病気なんだと思ったよ」と答えてくれました．病院で見た父親の姿は，子どもにとって衝撃的だったと思います．当時，高次脳機能障害という言葉もなく，後遺症の説明もなく，私も突然の状況に必死で闘っていたので，子どもたちに父親のことをくわしく話す余裕はありませんでした．退院後の主人は怒ってばかりいて，子どもたちはすっかり変わった父の様子に戸惑っていたようです．

ある日，主人から「怒ってしまうのは，自分でも抑えられない．過去の記憶が抜け落ちている」と聞き，子どもたちに，記憶がなくなることの恐怖，本人のつらいことなどを話しました．その後から，子どもたちの態度も変わり，徐々に友人を家に連れてくるようになり，父親を受け

容れて行ったのです．

「手術後，変わってしまったパパだったけど，病気だからと思って嫌いにはならなかったよ．パパと自分たちの間にいつもママがいたことで大丈夫だったし，パパのことはいまも好きだよ」と．最近では，私が不在のときに代わって接してくれるのでとても助かっています．父親の15年と子どもの成長を頼もしく感じ，まだこの先いろいろなことがあると思いますが，それはそのときに考えることにします．娘の言葉を直接聞くことができよかったです．いままで夢中でやってきましたが，時間経過も必要だったのではないかと思っています．

Bさん（2014年6月号より）
長女，12歳（父受傷時；3歳）
［父親の受傷］低酸素脳症（2005年，当時42歳）
［おもな症状］記憶障害，遂行機能障害，易疲労性

「お父さんは嫌い」父親のことを聞いたときの娘の言葉です．

いままで娘が他人に対して「嫌い」と言っているのを聞いたことがなかったので，一番身近な人にその言葉を使ったことがショックでした．嫌いなのは，しつこいからだそうです．小学生の頃，給食に使用するお手拭きを「ちゃんと出せ」と毎日言われ，うんざりしていました．子どものことを気にかけている言葉なのですが，娘には何度も同じことを言ううるさい父親としか感じられないのでしょう．

娘にとって父親は「イライラしやすい」「突然怒る」「ゴロゴロしてテレビばかり見ている」「自分の行動に口うるさく干渉する」など，マイナスイメージが強い存在です．夫は，娘が3歳のときに高次脳機能障害となったため，娘には発症前の父親の記憶がありません．いくら「病気になる前はやさしくて，子ども思いで……」という話をしても，そんな父

親を覚えていない娘にとっては受け容れにくいのだと思います．

夫と妻という血縁のない関係と，親と子という血のつながりの関係では，抱く感情は異なるだろうと思います．発症直後は，夫とぶつかり大きな声でケンカすることも多々ありました．そんな様子をみて育った娘が，夫に対してやさしい感情をもてないのは無理のないことかもしれません．ただ，反抗期になり，父親に「わかっている」「うるさいな」などと，きつい口調で返答することが多くなり，それをまともに受けた父親はさらに怒るということがたびたび繰り返されています．

最近は，意識的に娘の前で夫への感謝の気持ちを表現するようにしたり，できたことを認めたりするようにしています．その行動が彼女の父親に対する感情にどれくらい影響するかは正直わかりません．もっと娘にじっくりかかわりたいという思いはあるのですが，仕事や毎日の生活に追われ自分自身に余裕なく，なかなか実現できていません．

ただ，娘から「父親の病気（高次脳機能障害）のことは仕方ない」という言葉が聞かれるようになったのは，彼女なりに父親のことを受け止めようとしているからなのだと思います．これから思春期に入る彼女とこの先どうつきあっていくかが母としての課題です．

娘が父親を認められるようになってほしいと思います．そして，人のよい所をみることができるやさしい人になってほしいと願っています．

Cさん（2013 年 6 月号より）
長男，20 歳（父受傷時；小学 6 年生）
［父親の受傷］脳出血（2004 年，当時 39 歳）
［おもな症状］左半側空間無視，意欲発動性の低下，地誌的障害

「自分が幼かったこともあって，よく覚えていないし，父さんが好きだっ

たから状況をちゃんと理解したくなかったこともあって，そのときの記憶があまりない．手術が終わった後の父さんを見たくなかったのをすごく覚えている．俺のなかの父さんのイメージとあまりにも違ったし，父さんのイメージが変わってしまうのも嫌だった．

正直，現状としっかり向き合えるようになったのは最近のことだし，父さんの状態を見て少し嫌になった自分がすごく嫌いだ．

俺は，昔の父さんが本当にいまでも大好きだし，尊敬もしている．それでも，いまの父さんを見て大好きと言えるかどうかは別の問題だと思う．現実を見ていないわけでもないし，父さんがこうなったことを認めたくないわけじゃないけど，それでも俺のなかではそういうふうに整理することが，いちばんいいと思っている．父親に抱くはずのない感情や，言うはずのない言葉を言ってしまうとき，それに腹が立つときもあるし，そういう所が，まだ精神的に自分は子どもだなと思う」

これが長男の言葉です．いままで触れてこなかったことで，このように考え，感じ，苦しんでいたのかと思うと，胸が一杯になりました．もしかしたら，妻の私以上につらかったのではないかと思います．夫婦は所詮他人といえるけど，息子にとっては父親．親子の関係はどうにもならない．彼なりに理解し，葛藤しながらも受け止めてくれたのだとうれしくなりました．まだまだ考えが甘くて，頼りない息子ですが，成長が垣間見えたうれしい機会になりました．

父親の受傷時，子どもたちの年齢や性別，環境もさまざまです．

目の前の現実をひとりでかかえることは大人でも厳しいことです．子どもたちはそのなかで現状を受け止めきれず，声を出すすべも知らず，必死で心のバランスをとろうとしていたのではないかと思います．

多くの人に知っていただきたいと思います．受傷した本人だけでなく，その家族全員が当事者であり，支援を必要としていることを……

COLUMN2 脳損傷後の経過記録　パーソナルノート

必要な情報がこの一冊に

高次脳機能障害の症状は多彩で，外見から見えにくいため，生活上の困難さや必要な支援が伝わりにくいのが特徴です．支援の現場で活用できるように，医療や福祉機関264施設にアンケート調査を行い，本人のことを伝える補助手段として，必要な情報を網羅した情報ツールにすることを目的に作成しました．

「パーソナルノート」の目的

- 本人の障害や生活状況を，他者に伝えるのが難しい
  ⇒　“みえない障害”を，少しでもみえるように
- 家族の高齢化，家族亡き後の問題
  ⇒　家族亡き後，本人の状況がわかるように
- 福祉制度の内容や利用法，申請先，更新時期がわかりにくい
  ⇒　利用できる制度，更新時期がわかるように

「パーソナルノート」の目次

- 「パーソナルノート」を所有される方へ
- 「パーソナルノート」ご利用のお願い
- 高次脳機能障害とは
- 本人の情報・緊急時の情報
- 現在までの経過
- 気になる症状〈チェックリスト〉
- 生活の状況・自立度〈チェックリスト〉
- 福祉制度等の覚書
- 私からお願いしたいこと
- 生活・受診の覚書
- 連絡先（私とかかわっている機関）
- 支援機関一覧表

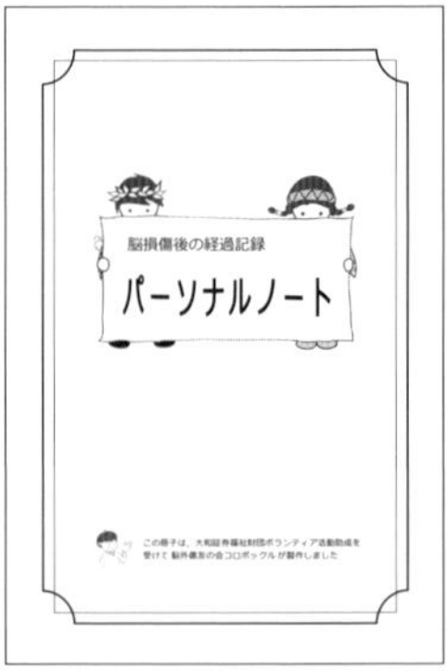

おもな内容とポイント

- 生活の困りごとが視覚的にまとめてあり，わかりやすい
- 障害を理解するのに役立つ，学習会で活用できる
- 福祉制度の一覧表から，自分に使える制度を見つけられる
- チェックリストをコピーして診察の情報源にできる
- ページを追加，削除して，自分だけの”マイノート“にできる

チェックリスト方式で一目でわかる

［気になる症状チェックリスト］

- 日頃観察されることをチェックしておける
- 高次脳機能障害の症状，その傾向がわかる

［生活の状況・自立度チェックリスト］

- 4段階評価でチェックで，支援が必要な部分がわかる
- 障害者手帳・年金の判定項目に準じている
- チェック時の注意点，評価方法をわかりやすく説明

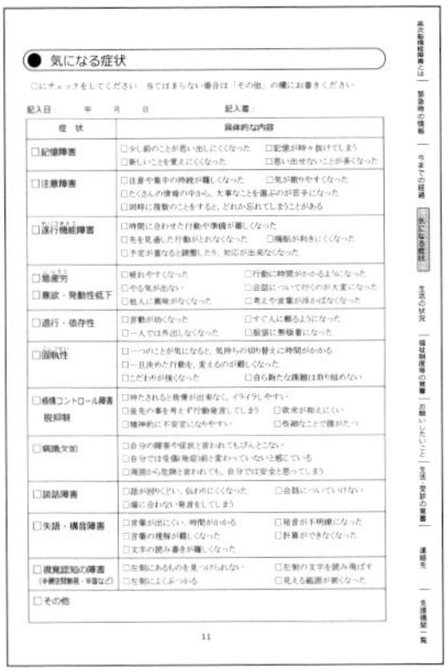

● 気になる症状

□にチェックをしてください．当てはまらない場合は「その他」の欄にお書きください．

記入日：　年　月　日　　記入者：

症状	具体的な内容
□記憶障害	□少し前のことが思い出しにくくなった □記憶が時々抜けてしまう □新しいことを覚えにくくなった □思い出せないことが多くなった
□注意障害	□注意や集中の持続が難しくなった □気が散りやすくなった □たくさんの情報の中から，大事なことを選ぶのが苦手になった □同時に複数のことをすると，どれか忘れてしまうことがある
□遂行機能障害	□時間に合わせた行動や準備が難しくなった □先を見通した行動がとれなくなった □機転が利きにくくなった □予定が重なると調整したり，対応が出来なくなった
□易疲労 □意欲・発動性低下	□疲れやすくなった □行動に時間がかかるようになった □やる気が出ない □会話について行くのが大変になった □他人に興味がなくなった □考えや言葉が浮かばなくなった
□退行・依存性	□言動が幼くなった □すぐ人に頼るようになった □一人では外出しなくなった □服装に無頓着になった
□固執性	□一つのことが気になると，気持ちの切り替えに時間がかかる □一旦決めた行動を，変えるのが難しくなった □こだわりが強くなった □自ら新たな課題は取り組めない
□感情コントロール障害 脱抑制	□待たされると我慢が出来なく，イライラしやすい □後先の事を考えず行動発言してしまう □欲求が抑えにくい □精神的に不安定になりやすい □些細なことで腹がたつ
□病識欠如	□自分の障害や症状と言われてもぴんとこない □自分では受傷(発症)前と変わっていないと感じている □周囲から危険と言われても，自分では安全と思ってしまう
□談話障害	□話が回りくどい，伝わりにくくなった □会話についていけない □場に合わない発言をしてしまう
□失語・構音障害	□言葉が出にくい，時間がかかる □発音が不明瞭になった □言葉の理解が難しくなった □計算ができなくなった □文字の読み書きが難しくなった
□視覚認知の障害（半側空間無視・半盲など）	□左側にあるものを見つけられない □左側の文字を読み飛ばす □左側によくぶつかる □見える範囲が狭くなった
□その他	

11

高次脳機能障害とは｜緊急時の情報｜今までの経過｜気になる症状｜生活の状況｜福祉制度等の覚書｜お願いしたいこと｜生活・受診の覚書｜連絡先｜支援機関一覧

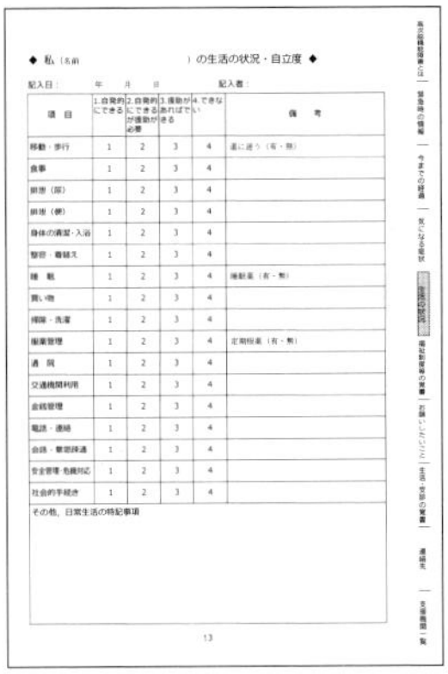

◆ 私（名前　　　　）の生活の状況・自立度 ◆

記入日：　年　月　日　　記入者：

項目	1.自発的にできる	2.自発的にできるが援助が必要	3.援助があればできる	4.できない	備考
移動・歩行	1	2	3	4	道に迷う（有・無）
食事	1	2	3	4	
排泄（尿）	1	2	3	4	
排泄（便）	1	2	3	4	
身体の清潔・入浴	1	2	3	4	
整容・着替え	1	2	3	4	
睡眠	1	2	3	4	睡眠薬（有・無）
買い物	1	2	3	4	
掃除・洗濯	1	2	3	4	
服薬管理	1	2	3	4	定期服薬（有・無）
通院	1	2	3	4	
交通機関利用	1	2	3	4	
金銭管理	1	2	3	4	
電話・連絡	1	2	3	4	
会話・意思疎通	1	2	3	4	
安全管理・危機対応	1	2	3	4	
社会的手続き	1	2	3	4	

その他，日常生活の特記事項

13

高次脳機能障害とは｜緊急時の情報｜今までの経過｜気になる症状｜生活の状況｜福祉制度等の覚書｜お願いしたいこと｜生活・受診の覚書｜連絡先｜支援機関一覧

「パーソナルノート」は下記ウェブサイトでダウンロードできます．

・脳損傷友の会コロポックル　http://www.koropokkuru.info/note_koropoo.pdf

《本人・家族の役に立つ書籍・ウェブサイト》

- 阿部順子，蒲澤秀洋（2011）：50 シーンイラストでわかる　高次脳機能障害「解体新書」．メディカ出版．
- 阿部順子，東川悦子 (2015)：高次脳機能障害を生きる　当事者・家族・専門職の語り．ミネルヴァ書房．
- 国立障害者リハビリテーションセンター高次脳機能障害情報・支援センター
  http://www.rehab.go.jp/brain_fukyu/
- 千葉県高次脳機能障害支援サイト：お悩み別情報マップ
  https://www.chiba-reha.jp/koujinou-support/
- 神奈川地域リハビリテーション支援センター：高次脳機能障害パンフレット
  https://www.chiiki-shien-hp.kanagawa-rehab.or.jp/brain-dysfunction/

《家族会の紹介》お近くの当事者・家族会を探しましょう

- 日本高次脳機能障害友の会（全国各地の家族会を紹介）
  https://npo-biaj.sakura.ne.jp/top
- 脳損傷友の会コロポックル（北海道）
  https://www.koropokkuru.info
- 東京高次脳機能障害協議会（東京都）
  http://brain-tkk.com
- 日本脳卒中者友の会
  https:// noutomo.com
- 日本失語症協議会
  https://www.japc.info

《参考文献》

- 中島八十一編（2006）：高次脳機能障害ハンドブック　診断・評価から自立支援まで．医学書院．
- 渡邉　修（2008）：〈講談社 + α新書〉高次脳機能障害と家族のケア　現代社会を蝕む難病のすべて．講談社．
- 石川ふみよ，奥宮暁子編（2013）：高次脳機能障害をもつ人へのナーシングアプローチ．医歯薬出版．
- 中島八十一，今橋久美子著（2016）：福祉職・介護職のためのわかりやすい高次脳機能障害．中央法規出版．

第5章

家族支援のかたち

1　家族とともに歩んで

(渡邉　修)

私は，患者家族会である「日本高次脳機能障害友の会（旧，日本脳外傷友の会)」「東京高次脳機能障害協議会」，および「高次脳機能障害ナノさいたま当事者会・家族会」「山梨県甲斐路の会」「東京レインボー倶楽部」の顧問をさせていただいております．いずれも後天性脳損傷に起因する高次脳機能障害が後遺している患者さんとそのご家族で構成されている団体です．急性期治療を乗り越え，リハビリテーション治療を受けてもなお，課題の多い患者さんのご家族にとって，このような団体は，①患者・家族間の情報交換，および，②福祉・行政への意見陳述の場として，きわめて大きな意義をもっています．この2点は，医療機関ではできないことです．しかし，団体を円滑に運営するにあたっては，患者さんとご家族のみでは困難があることから，私も微力ながら，随時，運営に参加してきました．

ここでは，まず，私が家族会とともに歩んできた，1）家族支援の現状，そして，2）家族会の役割について述べたいと思います．

1）ご家族に対する心理的サポート

(1) 入院患者・家族とのトーク＆トーク

入院患者に対して，本人およびその家族の出席を募り，主治医，看護スタッフ，リハスタッフが一堂に会し,「トーク＆トーク」と題した話し合いの機会（1時間30分）を定期的に設けました．この会では，とくに，①家族間の交流を通して互いに不安や心配事を共有し合うこと，②家族からの質問をスタッフが受けて，介護方法や問題行動への対応方法を確認すること，③急性期，亜急性期を切り抜けた患者・家族の体験談を聞くこと，などを行いました

(2) 患者・家族会との連携

「東京高次脳機能障害協議会」は，東京都内の30以上の高次脳機能障害

に関する患者・家族会をまとめ，ピアサポートとして相談業務にあたり，東京都への提言も行う組織です．私の勤務する病院は本組織と連携し，①院内に同協議会の相談室を設置して定期的に家族の相談に応じ，②2カ月に一度，複数の家族が集う医療・家族相談会を開催して，医療的立場から同家族会とともに今後の方向性を提案し，メンタル支援等を行っています．

また，「日本高次脳機能障害友の会」は．2000年4月に，各地の友の会が参集して設立された全国的な組織で，私は随時，顧問として相談に応じ，年に一度の全国大会に参加し，家族会を側面から支援しています．

当事者組織の活動は，孤立しがちな患者さんとご家族に，社会へ目を向けるきっかけを与え，不安や孤立といった心理的負担を軽減させる効果をあげています．

(3) 近隣地域との定期的相談会の開催

私の勤務する病院は，東京都より北多摩南部医療圏（都の二次医療圏のひとつ）での高次脳機能障害支援拠点機関としての委託を受けています．同圏域内の各市区町村に赴き，定期的に高次脳機能障害に関する家族相談会を開催しています．この試みにより，年々，高次脳機能障害者とそのご家族の外来受診件数は増え，地域で悩む患者家族の掘り起こしに役立っています．

2) 家族会の役割

(1) ピアカウンセリング・情報交換

2018年に家族会にお願いして行った，家族の介護負担感に関するアンケート調査（p156，巻末資料を参照）によると，高次脳機能障害について説明を受けたご家族は，急性期の医療機関では，わずかに15%程度でした．確かに急性期は救命が最優先されるので，高次脳機能障害の存在や後遺症について説明されることは，とくに重度例では少ないでしょう．しかし，生活期に至っても，医療機関から高次脳機能障害についての説明や対応方法の説明があったと答えたご家族は21％程度にとどまりました．一方，生活期にある介護者は，どの専門職よりも“他の高次脳機能障害のある方やその家族”，すなわち当事者や家族，家族会から，高次脳機能障害に関する知識や対応方法を学んだと答えていました．また，自由記載欄でも，多くの介護者が「患者家族会の存在が，介護負担感の軽減に大いに寄与した」と記述していました．このように，家族会の“ピアカウンセリング”としての役割は非常に大きいと思います．同じように苦労したご家族から，高次脳機能障害のある方への対応方法や環境調整の方法を学ぶことは，ともすると専門職から学ぶよりも重みがあると思います．

私はかつて，調布市で，高次脳機能障害のある方とそのご家族を対象に，週３日のグループ療法を行いました．社会技能訓練，音楽療法，料理教室，卓球教室など多彩なプログラムで構成しました．ご家族はその活動に，当事者を背後から支える役割として参加，あるいは当事者とともに参加しました．半年が経過すると，家族が当事者を過小評価する傾向は軽減し，一方，当事者が自己を過大評価する傾向も軽減し，両者の意識格差は縮小しました．そして，自発性の低下や易怒性等の社会的行動障害も軽減していったことを報告しました[1]．ご家族は，家族間の相互交流を通して，当事者は当事者間の相互交流を通して，社会的行動障害が軽減していくと感じました．

(2) 治療的環境（therapeutic milieu）という考え方

リハビリテーション治療を行ううえで前提となる基盤は，脳損傷の“改善を促す環境”です．これを治療的環境といいます．家族会は，脳損傷の改善を願う人びとの集団であり，専門職ではありませんが，情報交換や心理面のサポートを受け，当事者にとってよい治療的環境を形成すると考えています．

(3) レクリエーション

一般に，緊張のレベルが高いと，怒りや攻撃的行動が生じやすくなります．高次脳機能障害や運動障害を有しながら社会に参加する場合，少なからず緊張状態にあるので，心を和ませてくれるレクリエーションが必須です．私も家族会とともに旅行や食事会に参加していますが，こうした機会は単なる遊び以上の意味があると思います．

(4) 精神的な支柱

脳損傷を負うことで，当事者もご家族も，ともすると社会的に孤立してしまう．当事者や家族が家族会の一員になることで，将来の行き先がわからず途方に暮れていた不安感が徐々に安心感に変わっていく．当事者本人も，家族会の活動（レクリエーションや就労支援，相談会，啓発活動等）に参加することで，何もできなくなったという無力感が達成感に変わります．そして，孤独感が団結感に変わっていきます．こうした心理面の改善は，明らかに社会的行動障害や精神面の問題を軽減させていくと思います．

(5) 制度変革のための行政への意見陳述

わが国における「高次脳機能障害」にかかわる制度の構築には，患者・家族会が大きな役割を果たしています．

2001年，厚生労働省は高次脳機能障害支援モデル事業を開始し，2004年には，診療報酬請求の対象疾患として「高次脳機能障害」を単独で申告できるようにし，2006年，障害者自立支援法の実施にあたっては，都道府県の地域生活支援事業のなかに高次脳機能障害支援普及事業を盛り込みました．

この一連の制度設計には，家族会の絶え間ない厚生労働省へのロビー活動と，厚生労働省からの要請によるヒアリングに応じてきた歴史があります．こうした事情は，欧米諸国においても同様で，行政への訴えこそが新たな制度を創生していくのです．

〈文献〉

1) 渡邉　修，他（2005）：いわゆる高次脳機能障害者に対する地域リハビリテーションの試み．認知神経科学会誌，7：59-64.

2 家族会を応援して

(奥宮暁子)

私が高次脳機能障害の当事者や家族の会（家族会）を知ったのは，20年前のことです．高次脳機能障害者を介護する人のストレスや精神健康度などの全国調査を大学院生とともに行ったことがきっかけでした．当時はまだ，医療者にも高次脳機能障害のことはよく理解されておらず，介護者は入院中にその説明や対処方法などを聞くこともなく，社会生活のなかではじめて直面し，周囲の人にもわかってもらえず，公的にも私的にもサポートが受けられていない状況が明らかになりました．

その後，札幌の大学に赴任したときに，コロポックルの会の副代表者である篠原節さんと薮中弘美さんにお会いする機会を得て，大学近くで行われる毎月の例会に参加するようになりました．例会は，毎回テーマを決めて，当事者や家族が話し合う形で進められていました．例会には，もう何年も参加している当事者や家族もいますが，はじめて参加される方もいました．また，小さいお子さんが一緒のこともありましたし，高齢の親御さんが出席されていることもありました．私のような医療職やボランティアの方もいました．コロポックルの家族会は当事者も家族も一緒ですが，時には分かれて，それぞれのテーマで話し合うこともあります．高次脳機能障害の正しい理解のために医療職が講演することもありますが，当事者自身が困っていること，介護者が困っていること，生活上の支障になっていることなどが話し合われることが多く，解決策もさまざまな案が出てきます．

はじめて参加する人は，一様に不安で緊張した面持ちで座っています．しかし，コロポックルの家族の方のあたたかい笑顔に，緊張は少しずつ溶けていくようです．参加者の自己紹介で，高次脳機能障害になった経過とともに現在の困ったこと，知りたい情報などを，息せき切って話し出すと，メンバーの方は「そうよね．たいへんだったね．よくがんばりましたね」など，まず承認の言葉をかけ，そのうえで「私はこんな工夫をしてみた」「こんなことがよかった」「こんなやり方でうまくいった」などと，自分たちの苦労や困難から生み出された多くのアイデアが話されます．その言い方は，決して押しつけや，上から目線の物言いではなく，同じような苦労や困難を経験してきた人の共感によるもので，参加者が「やっとわかってもらえた」とホッとする姿に，私までも勇気をもらったことが何度もあります．はじめて参加したときは不安そうだった方が，何年かたって新しい参加者を慰め，励ましている姿に多くの困難を乗り越えてきたからこそ生まれる，たくましさや，やさしさをいつも感じていました．

困難に立ち向かっている人に必要なソーシャルサポートには,「手段的サポート」「情報的サポート」「情緒的サポート」があります．

①手段的サポート　物質的サポートや手伝いなどで，介護を代わってもらうことや,施設で当事者が短期間過ごすこと,ヘルパーや訪問看護によって，介護者に自分自身の時間をもってもらい，身体的負担を軽減するものです．これらのサポートには，訪問看護やデイサービス，家事手伝いなどの公的なものと，家族や近隣の人，友人などによる私的なものがあります．

②情報的サポート　施設や制度のこと，介護についての疑問や悩みなど，介護者が必要とする知識や情報，アドバイスを得ることができるサポートです．患者会での情報交換や，医療職からの専門的な知識提供などがこれにあたります．

③情緒的サポート　共感や承認，ケア，傾聴などで，介護者が介護生活のなかでかかえる悩みごとを聞いてくれたり，話し相手になってくれる人の存在です．家族会などで同じ境遇の人たちと話をして共感を得て,孤立感を軽減できるようなサポートをさします.自分の悩みや困っていることを聞いてくれる人がいることは，それだけでも気持ちが落ち着くことでしょう．また，解決策も見つからず，袋小路に入ってしまったように感じるとき，違う方向からの見方や考え方を示されると，

新しい道が開けてきます．ひとりで負のスパイラルに入り込んでいるときに，同じ体験をしてきた人たちからの体験や工夫，助言は，何にもまして心強いものになります．

家族会には，どこでどのような手続きをすれば公的な支援や援助を受けられるかという情報的サポートの役割だけでなく，同じような体験をしてきた立場からさまざまな悩みを聞くこと，自分自身も介護の話をすることからピアカウンセリングの効果を得られる情緒的サポートの役割があります．つまり家族会は，情報的サポートと情緒的サポートの両方が得られる場となっています．

このように，当事者，介護者にとって重要な家族会ですが，介護に追われて例会に参加できなかったり，参加したくても遠方にお住まいで困難であったりする人もまだ多いようです．また，そもそも自分や家族が高次脳機能障害であると説明を受けていない人や，説明を受けていても家族会の存在を知らない人も多いと推測されます．さらに，存在を知っていても，どうやってつながってよいのかわからない人も多いようです．医療者には高次脳機能障害に関する情報も理解も増えてきていますので，当事者が退院する前にぜひ，高次脳機能障害のことだけでなく，退院後の公的な支援の説明とともに，家族会の紹介を退院支援の係の方やケースワーカーからしてほしいと思います．

最初の頃は，看護職として何ができるだろうかと悩んだこともありましたが，いまは一緒に同じ社会に生きているひとりとして，お互いに楽しく有意義な人生を送れるように協力していきたいと思っています．

私たちは一人ひとりが自分の人生の舞台に立っていて，その舞台では自分が主役です．当事者も，介護者も，それぞれ自分の舞台に立っています．それ以外の人も，ときには舞台で一緒に演じることがあるかも知れませんが，私は観客席で旗を振って舞台の上の人の人生を応援したいと思います．

3　コウジ村を立ち上げて

（柴本　礼）

書籍『日々コウジ中』を世に出していただいてすぐ，出版元の主婦の友社の編集者から，「ブログを書きませんか？」という打診がありました．ブログはおろかパソコンを使うのも苦手な私は，最初後ろ向きでした．が，設定もすべて主婦の友社さんがしてくださり，私はただ文章を書けばいいだけだというので，おそるおそる始めたのが約10年前のことです．すると，コメント欄に本を読んだ方たちからどんどん投稿が寄せられてくるのに驚き，返事を書いてやりとりするうちに，常連の方が増えてきました．そこで，ブログ上でやりとりしているだけでなく，「実際に会いましょう」ということになりお会いしてみると，私と同じような方ばかりで，すぐ意気投合したのです．何度か集まるうちに人数も増えてきましたので，「とりあえず規約もなんの縛りもない気楽な集まりをつくろう」「でも，きちんと名づけよう」ということになり，『高次脳機能障害コウジ村』というものが2013年3月にできたのでした．

「村」という言葉を使ったのには，意味があります．25年くらい前から各地に家族会ができはじめ，当事者や家族だけでなく国をも引っ張ってこられた方たちが，それまで「高次脳機能障害」という言葉さえ知らない人ばかりだった何もない土壌に種をまかれ，種が芽を出し，茎が伸び花が咲き実がなってきて，いまがあります．耕していただいたところ（畑）を，少し遅れて当事者家族となった私や仲間がさらに耕し，さらなる開花や実りをめざしていく人たちの集まり，という意味で「村」にしたのでした．

最初は10人以下で始まった会ですが，いまは100人を超えています．ひとりで孤立している方が心配で，もっと熱心にお誘いしたいのは山々ですが，後述する理由で，これくらいの数でいまは落ち着いています．

ブログからコウジ村に入られる方は，本名ではなくハンドルネーム（匿名）の方が多いです．匿名だからこそ気軽に話せたり書けたりすることもあるので，連絡のために教えてくださったメールアドレスや住所などを不用意には広げられず，私の手元にとどめています（パソコン作業を手伝ってもらうため，アドレスだけはもうひとりの方にお知らせしてあります）．匿名であることの利点をわかりやすい例で言うとたとえば珍しい姓のため，行政窓口等で相談すると身元がすぐわかり，突っ込んだプライベートな相談ができない方がいます．けれど，そのプライベートな部分がわからないと，その方のかかえる問題が解決しない場合があったり，その部分こそがいちばん肝心な問題であったりします．それがコウジ村ですと，匿名のままネットで相談し，匿名のまま会って話し合うことが可能です．こういうことは実はとても大事なんじゃないかと考えます．すでに疲弊されている方がそれ以上のリスクを負うことなく，重荷となっている悩みを相談して軽くできる場が必要だからです．

もちろん，各地にある家族会の存在はありがたいものですが，いざ相談しに出かけるとなると，準備や移動時間などの手間がかかります．それに対して，ネット主体のやりとりでは，普段着で，家事用事や仕事の合間，ちょっと手があいたときに，パソコンや携帯，スマホに向かって思いを訴える，助けを乞う，情報を得ることができます．しかも，地域に特化しがちな家族会とは異なり，北は北海道，南は沖縄まで，瞬時につながることができるのもネットならではの利点です．かくして，コウジ村の村民は北海道から九州までさまざまな土地にお住まいで，各地の情報交換もできます．私自身が各地に講演に招かれることもあり，そこでは現地の行政や医療，福祉関係の支援者，家族会の方たちだけでなく，家族会に入っていない当事者，ご家族などとも知り合えます（そういう家族会員や当事者・ご家族の方たちが，コウジ村に入られるケースもあります）．つまり，コウジ村村民から相談があったときに，その方のお住まいの地域につなげることが可能となります．本を出していただいたり，講演に招いていただいたりしたことへの恩返しを，そこでしているような気持になれるのも，私にとってはうれしいことです．

匿名だからこそ気軽にコウジ村に入ることができ，ネットワークが広がるので，コウジ村村民が仮に1,000人に達したら（？），そのお一人おひとりの情報を私ひとりで把握して個別に対応するのは，時間的にも体力的にも無理です．ですから，24時間365日無料で対応するこのコウジ村へはいつでもどなたでもウエルカムですが，ホームページを作って大々的に宣伝はしておらず，入られたり抜けられたりして，この7年ほどは100人前後で安定しているというわけです．

またコウジ村は，だいたいが私と同じ高次脳機能障害のある夫をもつ奥さんたちが集まった会ですので，病に倒れた夫の介護をしつつ，一家の大黒柱として日々仕事や子育てで忙しくしている方が多いです．つまり，ほとんどの方はコウジ村のことに時間をとれませんし，たまに集まる場合にも，時間をやりくりするだけでなく，1カ月以上前からお知らせしないとその日に有休を取れない方も多く，頻繁に集まることは基本的に難しいです．それだけに，集まれたときには，たまっていた鬱憤や相談ごとを，それこそ皆さん機関銃のようにまくしたて，大いに笑い，大いに共感し合い，軽くなった気持ちとともに解散し，それぞれの家庭へ戻って行かれます．ネット等で「つながっている」という安心感が心強く，孤立感に陥ることなくふだんを過ごすことができ，かつ，いざというときにはメールしたり実際に会ったりできる．それをそれぞれが無理のないペースで気軽に続けていることが，このコウジ村の最大の特長であり長所であると考えます．妻が元気でいることは，夫を支えていく力や，自分が本来送るはずだった生活を諦めないことにもつながります．

コウジ村のメンバーのなかには，それぞれの場所で講演をされたり，講演会を企画されたり，本を出されたり，家族会の代表をされていたり，力強く活動されていらっしゃる方もいます．互いの近況や情報は，メーリングリストだけでなくSNSサイト「チームコウジ」でも共有できます．まだあまり使いこなせていないこれらのツールを有効活用していくことが今後の課題です．また，最近は当事者ご本人の発信も増えてきました．

これからは，家族ではわからない，当事者本人の苦しみや訴えたいことに，家族も支援者ももっと耳を傾け，ともに考えていく時代が来たといえます．コウジ村にも，精力的に活動されている当事者の方たちがいらして，私たち家族は教えられ反省することが多々あります．これからも医療の発達とともに，命はなくならずに済んだものの，高次脳機能障害が残って生きていかれる方が，ますます増えていくと思います．家族と当事者が意見交換し合いながら，どのような支援が私たちに必要なのかを考えていけるコウジ村の存在意義は引き続きあると認識していますので，窓口をいつも開き，できるかぎり家族や当事者の方たちの受け皿になりたいと思います．また，私自身も，いろいろな方と話したり教えられたりすることで，救われ，元気をいただいています．人生の途中で障害を負った方たちが，家族にはからずも与えてくれたこの貴重なつながりに心から感謝しながら，私はこれからも夫とともに支え支えられ，前向きに生きていきたいと思っています．

最後に，この原稿を書いている現在，新型コロナウイルス感染症が広がってきています．それにともなってオンライン会議が急速に社会に浸透してきた様子をみていますと，匿名でビデオオフ（顔を出さない）でなら気楽に相談・情報交換できる点はコウジ村と同じですね．けれど，そのようにネットをうまく使っていく一方で，ネット環境にない人びとへの支援は，ますます忘れてはいけなくなることを申し上げておきたいと思います．

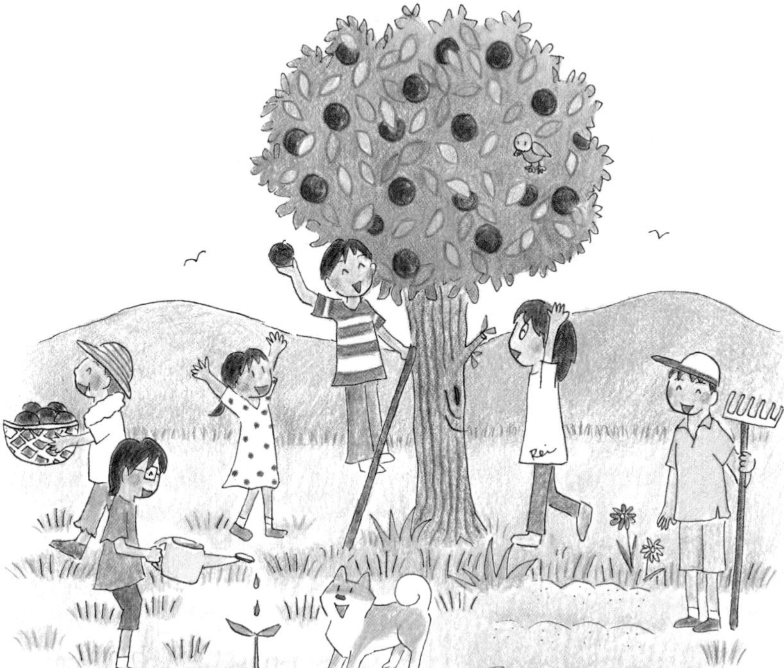

［絵］柴本　礼

巻末資料

ご家族への介護負担感についての調査結果

私は，2018年2月から10月にかけて，全国の高次脳機能障害のある患者さんのご家族に対し，介護負担感およびその影響要因，急性期医療から現在までに感じた医療・福祉の問題点，今後の望まれる仕組みについてのアンケート調査[1]を行いました．

対象は，全1,005例のなかで，現在19歳以上に達している高次脳機能障害のある方964例（男性776例，女性188例）のご家族でした．高次脳機能障害のある方は男性が80.5%を占めており，この傾向は，他の調査[2]でも同様でした．したがって，介護者の多くは，夫をみる妻あるいは息子をみる母親でした．高次脳機能障害の原因疾患および各疾患の重症例の割合（発症時に意識障害のあった事例の割合）を**表A-1**にまとめました．本調査の半数以上は頭部外傷例であり，それらの90%近くが，受傷時意識障害を呈し，呼名に反応のない重症例でした．

高次脳機能障害のある方の現在の平均年齢は47.1 ± 14.1 (19-89)歳，

表A-1　原因疾患の内訳および疾患の重症度（964例）

<table>
<tr><th>原因疾患</th><th>例数</th><th>発症時に意識障害があり，
昏睡状態あるいは
呼名に開眼しなかった例</th></tr>
<tr><td>脳血管障害</td><td>292 例</td><td rowspan="2">139 例 (47.6%)</td></tr>
<tr><td>内訳</td><td>脳梗塞：89 例
脳出血：77 例
くも膜下出血：89 例
脳動静脈奇形：28 例
もやもや病：8 例</td></tr>
<tr><td>頭部外傷</td><td>511 例</td><td>445 例 (87.1%)</td></tr>
<tr><td>低酸素脳症</td><td>69 例</td><td>68 例 (98.6%)</td></tr>
<tr><td>脳腫瘍</td><td>44 例</td><td></td></tr>
<tr><td>脳症，脳炎</td><td>36 例</td><td>20 例 (55.6%)</td></tr>
</table>

発症時の平均年齢は 34.5 ± 17.4 (0-85) 歳，発症・受傷から現在までに経過した平均年数は 12.6 ± 9.2 (0-60) 年でした．現在，849 例（88.1%）が医療機関に通院しており，脳神経外科 37.3%　神経内科 12.0% 精神科 23.7%，内科 10.3%，リハビリテーション科 38.7%でした．このなかで，精神科に 23.7%の方が通院している点は，同居者の介護負担感を推定するうえで重要と考えました．高次脳機能障害のある方と同居している例が 866 例（89.8%）あり，そのうちの 377 例 (43.5%) は配偶者と同居していました．すなわち, 19 歳以上の高次脳機能障害のある方（平均年齢 47.1 ± 14.1 歳）の 60%は未婚であり，高齢化する両親をはじめとする家族により，なんらかの介護を受けていることがわかります．

対象者964例の介護者に, 介護負担感を測るZarit介護負担尺度日本語版（短縮版）による評価を行ったところ，平均12.3±8.2点でした．13点以上，すなわち，介護者のうつ傾向の可能性がある[3]とされている例は424例（44.0%）でした．すなわち，介護する家族の半数近くが，うつ傾向に陥っていることを示していました．高次脳機能障害のある方ほぼ全例に，記憶，易怒性，注意，遂行機能，感情面のコントロール，自発性，対人関係，病識のいずれかに障害がありました．これらの認知・行動面の障害と介護負担感の相関を統計的に解析すると，上記 7 症状のいずれもが介護負担感と正の相関を示しました（**表 A-2**）．このなかで，とくに，病識の低下および対人関係のトラブルは介護負担感と強い相関が認められました．本調査964例のなかで，精神科に通院している例が23.7%に上っている事実は，感情面の問題や対人関係の問題が生活上，問題視されていることを示唆しています．

脳外傷者の介護者が負担と感じる当事者側の要因として, Hallらは, ①気性の激しさ，②自己中心性，③攻撃性，④不安感，⑤余暇をもたない点，⑥易疲労性，⑦動作がゆっくりなこと，⑧忘れやすい点など[4]を，Kreutzer らは，行動障害[5]，感情・人格障害[6]を，Brook らは，人格変化

（脱抑制，ひきこもり，自発性の欠如など）[7]を報告しています．いずれも，脳損傷後の社会的行動障害が，介護者にとって大きな負担感の原因であることを示しています．

表 A-2　認知・行動面の障害と Zarit 介護負担感の相関

		相関係数	p
1	もの忘れ	0.62	<0.01
2	短気，怒りっぽい	0.57	<0.01
3	集中力の低下，気が散る	0.71	<0.01
4	計画的に行動を成し遂げることが困難	0.58	<0.01
5	自発性や発動性の低下	0.58	<0.01
6	対人関係のトラブル	0.78	<0.01
7	自分の障害がわからない	0.82	<0.01
	総項目	0.84	<0.01

（Spearman の順位相関係数 =r）

〈文　献〉

1）渡邉　修，他（2019）：外傷性脳損傷後 10 年以上経過した患者の家族の介護負担感．日本交通科学学会誌，19（1）：3-7.

2）渡邉　修，他（2009）：東京都における高次脳機能障害者総数の推計．リハ医学，46：118-25.

3）荒井由美子，他（2003）：Zarit 介護負担尺度日本語版の短縮版（J-ZBI_8）の作成　その信頼性と妥当性に関する検討．日本老年医学会誌，40：497-503.

4）Hall KM, et al（1994）：Family stressors in traumatic brain injury: a two-year follow-up. Arch Phys Med Rehab，75：876-84.

5）Kreutzer JS，et al（1994）：Patient correlates of caregivers' distress and family functioning after traumatic brain injury. Brain injury，8：193-5.

6）Kreutzer JS，et al（1992）：Traumatic brain injury：family response and outcome. Arch Phys Med Rehab，73：771-8.

7）Brooks DN，Mckinlay W（1983）：Personality and behavioral change after severe blunt head injury-a relative's view. J Neurol Neurosurg Psychiatry，46：336-44.

おわりに

最後まで読んでいただきありがとうございます．

高次脳機能障害者の日常（生活，暮らしぶり）について知っていただくことができましたでしょうか．どのエピソードも対応方法も，それを伝えてくださった家族の貴重な体験であり，日々繰り返される日常のひとコマです．発症から走り続けている家族の生の声を少しでも知っていただきたいと思い，脳損傷友の会コロポックルの会報に「ポロミナ（妻の会）通信」を発信してきました．それらを再構成し，まとめる機会をいただけたことをたいへんうれしく思います．

高次脳機能障害者の対応を考えるうえで重要なことは，正しい知識をもつことです．第1章では，高次脳機能障害者や家族支援にご尽力いただいている渡邉修先生に，基礎的なところをわかりやすく解説していただきました．

第2章は，発症から現在までの生活を4名の事例で紹介，第3章では日常よくあるエピソードを題材に，家族の体験から生まれた知恵，失敗したこと，うまくいったことなどから考えた対応をまとめました．家族の思い込みや主観的思考に陥らないように，現場で活躍されている専門職の先生にコメントをいただき，客観的で偏りがない内容とすることを心がけました．

ですが，家族の生の声をそのまま掲載している部分が多いため，不適切な表現や言葉の使い方があるかもしれません．そう感じずにはいられない家族の思いとして受け止めていただければ幸いに存じます．

どうぞ，気になったテーマから読み進めてください．多くの家族やかかわってくださっている方に，少しでもお役に立てばと願いつつ……

最後に，お忙しいなか快くお力を貸してくださった諸先生方，慣れない私を焦らせず，根気よく導いてくださった医歯薬出版の小八重さん，ご尽力くださったすべての方にこの場をお借りして感謝とお礼を申し上げます．

藪中 弘美

私の夫は高次脳機能障害です
本人・家族がおだやかに暮らすための
妻たちの知恵　夫の行動研究から
ISBN978-4-263-23745-8

2020年9月10日　第1版第1刷発行

監　修　奥宮曉子
編　著　藪中弘美
ポロミナ編集部
発行者　白石泰夫

発行所　**医歯薬出版株式会社**
〒113-8612　東京都文京区本駒込1-7-10
TEL.（03）5395-7618（編集）・7616（販売）
FAX.（03）5395-7609（編集）・8563（販売）
https://www.ishiyaku.co.jp/
郵便振替番号 00190-5-13816

乱丁，落丁の際はお取り替えいたします　印刷・あづま堂印刷／製本・愛千製本所